巴蜀名医遗珍系列丛书

主编 马烈光

四川省社科联科研课题
重庆金阳集团热情支持

李孔定

自创41首屡试屡验方

李孔定 著

谭亚萍 李正己 李正荣

沈其霖 冯进 赵文 整理

中国中医药出版社

·北 京·

图书在版编目（CIP）数据

李孔定自创 41 首屡试屡验方 / 李孔定著；谭亚萍等整理 .
—北京：中国中医药出版社，2016.10（2025.3 重印）
（巴蜀名医遗珍系列丛书）
ISBN 978 - 7 - 5132 - 3648 - 5

Ⅰ . ①李…　Ⅱ . ①李…　②谭…　Ⅲ . ①验方—汇编
Ⅳ . ① R289.5

中国版本图书馆 CIP 数据核字（2016）第 225502 号

中国中医药出版社出版

北京经济技术开发区科创十三街 31 号院二区 8 号楼
邮政编码　100167
传真　010 64405721
北京盛通印刷股份有限公司印刷
各地新华书店经销

开本 880×1230　1/32　印张 5　字数 119 千字
2016 年 10 月第 1 版　2025 年 3 月第 7 次印刷
书号　ISBN 978 - 7 - 5132 - 3648 -5

定价　29.00 元
网址　www.cptcm.com

如有印装质量问题请与本社出版部调换
版权专有　侵权必究

服务热线　010 64405510
购书热线　010 89535836
微信服务号　zgzyycbs

书店网址　csln.net/qksd/
官方微博　http：//e.weibo.com/cptcm
淘宝天猫网址　http：//zgzyycbs.tmall.com

《巴蜀名医遗珍系列丛书》编委会

主　　审　李克光

顾　　问　刘敏如　马有度　陈先赋

主　　编　马烈光

副 主 编　刘达平　蒋建云　王扶松　赖国祥

编　　委　传　鹏　张　伟　秦　源　赵羚妤

　　　　　杨　蕻　尹　巧　钟燕宇　秦凯华

　　　　　黄桂玲　李艳艳　夏仲良　夏　炜

文字校对　孔竞谊　司原成　陆柳如　郑倩华

　　　　　杨芳艳　赵柏恒

出版者言

　　《名医遗珍系列》旨在搜集、整理我国近现代著名中医生前遗留的著述、文稿、讲义、医案、医话等等。这些文献资料，有的早年曾经出版、发表过，但如今已难觅其踪；有的仅存稿本、抄本，从未正式刊印、出版；有的则是家传私藏，未曾面世、公开过，可以说都非常稀有、珍贵。从内容看，有研习经典医籍的心悟、发微，有个人学术思想的总结、阐述，有临证经验的记录、提炼，有遣方用药的心得、体会，篇幅都不是很大，但内容丰富多彩，各具特色，有较高的学术和实用价值，足资今人借鉴与传承。

　　寻找、搜集这些珍贵文献资料是一个艰难、漫长而又快乐的过程。每当我们经过种种曲折得到想要的资料时，都如获至宝，兴奋不已，尤其感动于这些资料拥有者的无私帮助和大力支持。他们大都是名医之后或其门生弟子，不仅和盘托出，而且主动提供相关素材、背景资料，很多人还亲自参与整理、修订。他们的无私品质和高度责任感，也激励、鞭策我们不畏艰难，更加努力。

有道是"巴蜀自古出名医"。巴蜀大地，山川俊秀，物产丰富独特，文化灿烂悠久，不仅群贤毕集，而且名医大家辈出，代有传人，医书诊籍充栋，分量十足，不愧为"中医之乡，中药之库"。因此，我们特别推出《巴蜀名医遗珍系列丛书》，精心汇集了陈达夫、吴棹仙、李斯炽、熊寥笙等16位现代已故巴蜀名医的珍贵遗著、文稿，以展现巴蜀中医的别样风采。尤其值得一提的是，此次由巴蜀名中医马烈光教授亲任主编，年逾九旬的中医泰斗李克光教授担纲主审，确保了这套丛书的高品质和高水平。另外，还有相当部分的巴蜀名医资料正在搜集整理中，会在近期集中出版。

　　今后，我们还将陆续推出类似的专辑。真诚希望同道和读者朋友提出意见，提供线索，共同把这套书做成无愧于时代的精品、珍品。

中国中医药出版社

2016 年 8 月 4 日

前言

　　自古以来，以重庆为中心所辖地区称为"巴"，以成都为中心的四川地区称为"蜀"，合称"巴蜀"或"西蜀"。隋代卢思道曾云："西蜀称天府，由来擅沃饶。"巴蜀大地，不仅山川雄险幽秀，江河蜿蜒回绕，物产丰富独特，而且文化灿烂悠久，民风淳朴安适，贤才汇聚如云。现代文学家郭沫若曾谓："文宗自古出西蜀。""天府"巴蜀，不仅孕育出了大批横贯古今、闪耀历史星空的大文豪，如汉之司马相如、扬雄，宋之"三苏"等，也让"一生好入名山游"的李白、杜甫等恋栈不舍。

　　更令人惊叹者，巴山蜀水，不仅群贤毕集，复名医辈出，代有传人。早在《山海经》中已有"神医"巫彭、巫咸，其后，汉之涪翁、郭玉，唐之昝殷、杜光庭，宋之唐慎微、史崧，清之唐宗海、张骥、曾懿等，举不胜举。尤其在近现代，名噪一时的中医学家，如沈绍九、郑钦安、萧龙友、蒲辅周、冉雪峰、熊寥笙、李重人、任应秋、杜自明、李斯炽、吴棹仙等，均出自川渝巴蜀。如此众多出类拔萃的中医前辈名宿，其医德、医术、医学著述、临床经验、学术思想及治学方法，都是生长、开放在巴蜀这块大地上的瑰丽奇葩，为我国中医药事业的发展增添了光辉篇章，是一份十分值得珍惜、借鉴和弘扬的、独具特色的宝贵民族文化遗产和精神财富。

"自古巴蜀出名医"，何也？

首先，巴蜀"君王众庶"历来重视国学。巴蜀地区历史文化厚重，广汉三星堆、成都金沙遗址等，不断有考古学新发现揭示着本地文化的悠久。西汉之文翁教化为巴蜀带来了中原的儒道文化，使巴蜀文化渐渐融入了中华文化之中。而汉之司马相如、扬雄之文风，又深深体现着巴蜀文化的独特性。巴蜀人看重国学，文风颇盛，即使在清末民国之初，传统文化横遭蹂躏时，巴蜀仍能以"国学"之名将其保留。另外，蜀人喜爱易学，宋朝理学家程颐就说"易学在蜀"，体现出易学是巴蜀文化的重要特征。"医易同源"，易学在巴蜀的盛行，使巴蜀中医尤易畅晓医理并发挥之。就这样，巴蜀深厚的文化底蕴为生于斯、长于斯的巴蜀中医营造了一块沃土，提供了丰厚的精神濡养。

其次，巴蜀地区中医药资源得天独厚。四川素有"中药之库"的美称。仅药用植物就有 5000 余种，中药材蕴藏量、道地药材种类、重点药材数量等，均居全国第一位。"工欲善其事，必先利其器"，有了丰富的中药材资源，巴蜀中医就有了充足的"利器"，药物信手拈来，临床疗效卓著，医名自然远扬。

最后，巴蜀名山大川众多，风光旖旎，道学兴盛，道教流派颇多，"仙气"氤氲。鲁迅先生曾谓"中国文化的根柢全在道教"，道学、道教与中华文化的形成有着密切的关系，与中医学更具"血肉联系"。于道而言，史有"十道九医"之说；于中医而言，中医"至道"中有很大部分内容直接源于道，不少名医精通道学，或身为道教中人，典型者如晋代葛洪及唐代孙思邈。巴蜀地区，道缘尤深。且不说汉成帝时，成都严君平著《老子注》和《道德真经指归》，使道家学说系统化，对道学发展影响深远。仅就道教名山而言，"蜀国多仙山"，如四川大邑县鹤鸣山为"道教祖庭"，东汉张道陵于此倡"正一盟威之道"，标志着道教的形成；青城山为道教"第五洞天"，至今前山数十座道教宫观完好保留；

峨眉山为道教"第七洞天"，今仍保留有诸多道教建筑。四川这种极为浓厚的道学氛围，洵为名医成长之深厚底蕴。

自古巴蜀出名医，后人本应承继其学，发扬光大。然而，即使距今尚近的现代巴蜀名医，其学术经验的发掘整理现状堪忧。有的名医经验濒于失传；有的以前虽然发表、出版过，但如今难觅其踪；间或有一些得以整理问世，也多由名医门人弟子完成，呈散在性，难保其全面、系统、完善。如现代已故巴蜀名医中，成都李斯炽、重庆熊寥笙、达县龚益斋、大邑叶心清、内江黄济川、三台宋鹭冰等，这些医家，虽有个人专著行世，但一直缺乏一套丛书将其学验进行系统汇总与整理。

此外，现有的名医经验整理专著，多将其学术思想和临床经验分册出版，较少赅于一书，全面反映名医的学术特点。而有些名医在生前喜手录医悟、医论与医方、医案，因未得出版，遂留赠门人弟子，几经辗转，终濒临失传。如20多年前去世的名医彭宪彰，虽有《叶氏医案存真疏注》一书于1984年出版，但此书仅为几万字的注解性专著，只反映了彭老在温病学方面的学术成就。而他利用业余时间，手录的大量临床验案，至今未得到全面发掘整理，近于湮没无闻，遑论出版面世。痛夫！这些乃巴蜀杏林的巨大损失！

吾从小跟名师学中医，于20世纪60年代末参加医疗卫生工作，70年代在成都中医学院毕业留校从事医、教、研工作至今。在此期间，与许多现代巴蜀名医熟识，常受其耳提面命和谆谆教诲。几十年来，深感老前辈们理用俱佳，心法独到，临床卓有良效，遗留资料内容丰富多彩，具有颇高的学术和应用价值，若不善加搜集整理，汇总出版，则有绝薪之危。有鉴于此，我们早冀系统搜集整理出版一套现代已故巴蜀名医丛书，这也是巴蜀乃至全国中医界盼望已久的大事。适逢中国中医药出版社亦有此意愿，不谋而合，颇为相惜。此套丛书的出版幸蒙年逾九旬的巴蜀中医泰斗李克光教授垂青、担纲主审，并得到了国家中医药管理局、四川省中医药管理局、重庆市中医药管理局、四川省中医药科学院、成都中医药大学等的政策支撑，以及重庆金阳等企业的资金支持。尚得到不少名医之后或其门生弟子主动提供文献资料和相关素材之鼎力相助，更因成功申报为四川省社科课题而顺利完成了已故巴蜀现代名医存世资料的搜集、整理研究工作。对此，实感幸甚，诚拜致谢！

恰逢由科技部、国家中医药管理局等 15 个部委主办的"第五届中医药现代化国际科技大会"在成都隆重召开及成都中医药大学 60 年华诞之际，双喜临门，盛事"重庆"，愿以是书为贺，昭显巴蜀中医名家近年来的成果，尤可贻飨同道，不亦快哉！

丛书付梓之际，抚稿窃思，前辈心法得传，于弘扬国医，不无小益，理当欣喜；然仍多名医无继，徒呼奈何！若是丛书克竟告慰先贤，启示后学之功，则多年伏案之苦，亦何如也！

纸牍有尽，余绪不绝，胪陈管见，谨作是叙！并拟小诗以纪之：

巴蜀医名千载扬，济赢获安久擅长；

川渝杏林高矞日，岐黄仁术更辉煌。

丛书主编　马烈光

2016 年 8 月于成都中医药大学

内容提要

李孔定（1926—2011），四川省蓬溪县人，第一、第二批全国老中医药专家学术经验继承工作指导老师，四川省"首届十大名中医"。从医60余载，学验俱丰，在五运六气、中草药、温病学及难治性结核、白癜风、肿瘤等疑难杂症治疗方面有精深研究。其善治疑难病症，每多巧思，疗效卓著，名闻遐迩。

本书为《巴蜀名医遗珍系列丛书》之一，首次公开了李老数十年临床所创制的新方41首，这些新方经李老师徒临床反复验证，只要病证相符，则效如桴鼓，可谓屡试屡效。每首方李老亲自作方解以决疑，述其适应病证、随症加减及禁忌以便用，并咏为方歌以便记。更实录其弟子整理之验案于方末，以验其效。一册在手，锦囊在握，宛如师传，弥足珍贵。

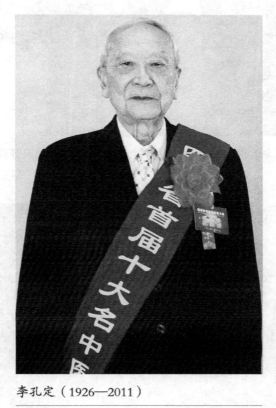

李孔定（1926—2011）

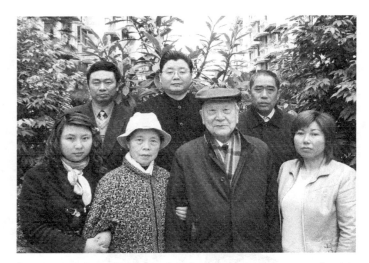

李孔定与其家人弟子合影（李老弟子沈其霖主任医师提供）

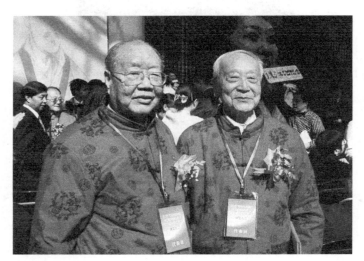

李孔定和朱良春（李老弟子沈其霖主任医师提供）

李孔定主任中医师诊籍

姓名: 李玲　性别: 女　年龄: 49　住址: 梓潼卫医院

病证脉治: 糖尿病八年,现血糖值仍在11mol/L以
上(波动),双脚痛,大便实,月经乱,脉沉,苔白腻,左
脉弦滑。脾虚湿盛,肝郁血瘀,宜健脾化湿,
疏肝活血为治。

处方:

黄精30g　黄芪15g　丹参30g　苍术5g

茯苓30g　黄柏30g　胡芦巴30g　丹参30g

葛根3g　砂仁12g　黄连10g　杜仲12g

玉米须30g　血竭3g

(柏)

服五叶佳,
临症看了之效

煎服法: 三药泡水, 分8次服　医嘱: 忌肥甘食物

签名: 李玲　电话: ___　就诊日期: 2003年8月17日

李孔定处方（李老弟子沈其霖主任医师提供）

临证要诀

急证困牵,宜专宜志。一身数病,抓主顾柔,沉疴痼疾,
标本孰先?一因多病,固去求蠲,内科杂病,二张宋垣,
外感热病,叶吴是瞻,勤求博采,海纳百川,取精融汇,
毋固毋偏,中学表喉,西学为参,继承开拓,不胜向前。
凝神诊治,人命攸关,精诚悬道,大医何惭!　李孔定撰

李孔定墨宝（李老弟子沈其霖主任医师提供）

目录

一、升降调肝汤（头痛方）

组成：钩藤 30 ~ 50g，川芎 30g，赤芍 30g，香附 15 ~ 30g，蔓荆子 15 ~ 30g，青皮 15g，六月雪 30g，柴胡 15g，黄芩 15g，麦芽 30g，石决明 30g，甘草 10g。

主治：非器质性病变的各种慢性头痛，其痛较剧，时作时止，或频繁发作赖常服西药镇痛者，均可选用本方。

方义：此证的特点是作止无时，与"风"象相类。凡"风"皆与"肝"有关。风邪深伏于肝，待时而作，作则头剧痛，郁久强伸故也。肝喜条达，故疏肝理气为制方之要，柴麦附青足胜其任；肝风上干清空而痛，故须镇肝息风而速除所苦，钩蔓石决足以为功；肝郁则血瘀，血瘀又反过来促进肝郁，故须辅芎芍及六月雪以活血；肝郁常易化火，故佐黄芩以清肝。本方以疏肝理气、镇肝息风为主，活血清热为辅佐，使肝调风息，血畅热清，其痛自止，故名升降调肝汤。

加减：苔厚腻者夹痰湿，去石决明，选加牡蛎、白术、茯苓、制南星之类；久病赖西药维持者，加天麻蜜环菌片；剧痛难忍者，加蜈蚣、全蝎；兼高血压者，去青皮、甘草，加桑寄生、枸杞子；睡眠差者，加酸枣仁、夜交藤；夹寒者，加吴茱萸、生姜。

禁忌：忌食辛辣、肥肉及鸡鱼卤腌等味厚之物，勿动气、过劳。

方歌

> 调肝汤内用钩芎，蔓附柴芩麦芍同。
>
> 雪决青皮甘草入，头疼剧烈责肝风。

验案

1. 曹某，女，47岁，1998年9月初诊。右侧头痛近半年，时轻时重，常因晒太阳或情绪变化而加重，痛甚时欲以头撞墙。曾在某医院住院治疗，服用镇静止痛类药物及注射"胰岛素"等，头痛仍反复发作。昨日因家事争吵后，右头部剧烈掣痛，伴头昏涨，失眠，心烦，不欲饮食，二便正常，血压100/60mmHg。舌尖红，苔薄黄少津，脉弦细。月经量少，色暗，3天即净，周期不定。

证属肝肾虚衰，肝郁气滞，肝风上扰清空，以升降调肝汤加味，即原方加熟地黄30g，枸杞子30g。服2剂后，头痛减轻，呈绵绵隐痛状，睡眠改善。续服上方8剂，诸症悉除，随访无恙。

（沈其霖　整理）

2. 林某，男，41岁，1998年4月17日就诊。患者头痛反复发作2年余，脑电图、脑血流图、头部CT等检查无异常。每次发作无明显诱因。发则头顶涨痛连及目眶，耳鸣，口干口苦，大便长期燥结，7～10日一行。常服"头痛粉""去痛片"等西药。此次头痛复作已3天，服西药未见减轻，诊见舌红，苔黄厚腻，脉沉弦，大便已5日未解。

从头痛部位及痛有休作之特点，知其为肝风头痛，气血不畅，肠道积滞。方用升降调肝汤加减：钩藤30g，川芎30g，赤芍50g，香附30g，蔓荆子30g，黄芩15g，柴胡15g，枳实30g，郁李仁15g（打碎），甘草10g。服药2剂，头痛减轻，大便转润，2日一行，仍有口苦口干之症，但苔已转为薄黄，舌转暗赤。前方减枳实之量，加知母30g以清之润之。服药半月，头痛不作，大便1日一行。随访半年，头痛未发。

（谭亚萍　整理）

巴蜀名医遗珍系列丛书

3. 吕某，女，32 岁，1999 年 6 月 21 日就诊。患偏头痛 8 年，每于月经前 1 周发作。发时头痛且昏，温温欲吐，视物不清，乳房胀痛，眠少梦多。此次发作已 2 日，头痛剧烈，身倦难支，舌淡红，苔薄白腻，脉沉细涩。

证属肝郁日久，肝气犯胃，久病入络。以升降调肝汤去石决明，加生姜 15g，吴茱萸 6g，全蝎粉 3g（分吞）。服药 1 剂，头痛即减，视物清晰，欲吐之症亦除。续服 3 剂，诸症悉除。月经净后守方加减续服 10 剂，此后经前头痛不作。

（谭亚萍　整理）

二、生发汤（脱发方）

组成：沙参30g，白术30g，茯苓30g，泽泻12g，赤芍30g，青皮12g，黄柏15g，黄精30g，制首乌30g，绞股蓝30g，侧柏叶30g，川芎12g。

主治：青壮年头发油腻，脱发不绝，将成早秃者。

方义：本病由脾湿肺虚而成。湿伤脾气，不能散精于肺，肺虚失其治节之能，则油脂外溢，浸渍毛发，其根不固，易于脱落。气虚推动无力致血瘀，肺阴虚致燥。故制方以茯苓、白术、泽泻、青皮燥湿利湿；沙参、黄精、绞股蓝补肺益气；赤芍、川芎活血布精；黄柏、侧柏叶固精制溢；佐制首乌补血，助其新发再生也。本病虚实并见，湿燥俱存，但其病理之根源为脾虚湿滞，肺燥血瘀皆其标也。

加减：苔薄少津舌红者，去白术加山药、知母；大便燥结者，去青皮加枳实、生女贞子；气虚多汗者，加干桑叶、黄芪。若头发干燥而脱发，则系肝肾阴血亏虚而致，又需去茯苓、白术、泽泻之类，酌用熟地黄、枸杞子、桑椹、女贞子、旱莲草等以滋阴补血，但活血之药仍不可少，可以三七、鸡血藤易川芎之辛燥。

禁忌：忌食肥甘厚味，并忌吸烟喝酒，勿饮浓茶。

方歌

生发汤中绞术苓，芍芎二柏泽黄精。

青皮何首沙参入，早秃先期此剂珍。

验案

1.刘某，男，38岁，1997年9月7日初诊。近半年来出现脱发，

巴蜀名医遗珍系列丛书

且日渐加重，梳头及洗头时大量脱落，头顶及双侧颞部头发稀疏斑白。平素大便秘结，数日一行，下肢畏寒不温；长期酗酒，每日 0.5～1 千克；嗜烟，每日 1～2 包。舌暗淡，苔薄白，脉沉细涩。

"发为血之余"，恣嗜烟酒，损伤脾肾，气血生化乏源，精血不充，不能上荣于发，故发脱不生。拟补肾健脾之法，以生发汤加减，药用党参 30g，白术 30g，黄芪 50g，生女贞子 30g，淫羊藿 12g，仙茅 15g，熟地黄 30g，制首乌 30g，枸杞子 30g，旱莲草 30g，侧柏叶 30g，神曲 30g，川芎 30g。煎服 16 剂。嘱节戒烟酒。1 个月后复诊，白发已大部转黑，未再脱发，原脱发处已长出新发，大便通畅。前方去女贞子之柔润，加茯苓甘淡健脾以助运化，续服 20 余剂，发黑浓如初。

（谭亚萍　整理）

2. 黄某，女，18 岁，1998 年 2 月 23 日初诊。诉近 1 年来头发脱落，以致发稀可见头皮，服多种中成药及外擦"101"生发水均无效。症见头发枯黄，发根油腻有鳞屑，头皮瘙痒，眠差，时有头痛，月经量少，舌淡红，苔薄白，脉弦细。

此属精血不足，湿热浸淫发根。治宜滋养精血，活血燥湿为法。以生发汤加减：党参 30g，白术 30g，土茯苓 30g，黄柏 30g，泽泻 15g，知母 30g，川芎 15g，制首乌 30g，桑椹 30g，熟地黄 30g，侧柏叶 30g，青皮 12g。煎服 8 剂，并嘱每日用淡盐水洗头 1 次。半月后复诊，脱发已减，发质微觉油腻，已无鳞屑、瘙痒，眠佳。守方服药 2 月，脱发停止，新生之发黑郁如常。

（李正荣　整理）

3. 何某，男，27 岁，1998 年 10 月 19 日就诊。1 个月前出现多个圆形脱发，以头之右侧为甚。脱斑大者约 4cm×4cm，小者约 1cm×1cm，脱发面积逐渐增大，脱发处无不适，自购生发药水外搽无效。患者形体消瘦，面色萎黄，精神不振，食欲欠佳，每餐约进食 2 两米饭，时感脘胀不适，睡眠差，二便如常，舌淡红，苔白腻，脉沉细，关尺俱弱。

证属脾肾气阴两虚，发失濡养。治宜健脾滋肾，活血濡窍。方用生发汤加减：党参 30g，茯苓 15g，白术 30g，泽泻 12g，神曲 30g，橘核 30g，枸杞子 30g，制首乌 30g，女贞子 30g（蜜炒），旱莲草 30g，绞股蓝 30g，川芎 15g。水煎服，两日 1 剂。同时嘱患者用鲜生姜切片，外擦患处至头皮潮红，每日 2 次。3 剂后，头顶脱发处已有少许细绒头发长出，纳增，夜眠转佳。继服 6 剂，大部分脱发处已生新发，唯后头部新发生长稀少，方中加羌活 12g 以引经，续服十余剂，各部之发均已勃然而生。

（李正己　整理）

巴蜀名医遗珍系列丛书

三、拨云汤（飞蚊症方）

组成：熟地黄 30g，枸杞子 30g，女贞子 30g，淫羊藿 10g，五味子 12g，杭菊花 12g，楮实子 15g，远志 6g，丹参 30g，黄芩 15g，小茴香 12g，神曲 15g。

主治：眼外观正常，自视眼前有异物飘浮，甚者视力下降。本方适用于肝肾亏虚，兼见肝热血瘀者。

方义：《证治准绳》及《审视瑶函》均载"云雾移睛"一病，即俗称之"飞蚊症"也。此与现代医学所称的"玻璃体混浊"临床症状相似，临床证候以肝肾亏虚为主。乙癸同源，肾虚则肝不能独治。肝开窍于目，瞳仁又为肾所司，故肝肾虚则目病丛生。本方以地味藿贞杞补益肝肾之气阴，小茴神曲防补药之滞，并益后天以补先天；丹参活血，芩菊清肝，以疏肝郁；远志开窍，以爽心神。

加减：舌暗脉涩夹瘀甚者，加赤芍、红花；苔腻舌红兼湿热者，去五味加苍术、爵床；苔薄少津夹风热者，加银花、麦冬；眼底出血者，加旱莲草、白茅根。

禁忌：忌食辛辣食物，勿吸烟、饮酒。

方歌

> 云雾移睛首拨云，味丹杞菊地羊贞。
>
> 芩茴志曲楮煎服，正本清源重肾阴。

验案

1. 李某，男，60 岁，绵阳市某单位干部，1994 年 12 月 5 日来诊。述眼前有异物飘动已月余，自认为无大害，未予治疗。近日病情有所加重，异物出现频繁，形态亦由单一变为多样，因就治。察其脉弦，苔白腻，舌暗淡。

诊为"云雾移睛"，证属老年肾虚，蒸腾无力，气滞血瘀。书拨云汤去女贞子加赤芍、山楂，服 10 剂病愈。更嘱嚼服宁夏枸杞，每日 10g，连服 3 月，巩固疗效。

（李正己　整理）

2.李某，女，35 岁，绵阳市某局干部，1995 年 5 月 6 日来诊。述眼前有异物飘动已十余天，除微觉头昏外，余无所苦，服西药 1 周无效。诊其脉弦，尺脉不显，苔白，舌暗红。

诊为"云雾移睛"，属肝肾两虚，气血运行不畅。书拨云汤 5 剂，服后病愈。以后四五年间常因他病来诊，知"云雾移睛"之症未发。

（李正荣　整理）

3.魏某，女，35 岁，某镇农民，1999 年 4 月 6 日来诊。述近 1 年来带下浓稠，色黄而臭，腰酸乏力，食欲欠佳。近 1 月来偶见眼前有形态各异的多种小物飘动。诊其脉弦细缓，苔白厚腻，舌暗淡。

诊为白带继发"云雾移睛"，证属湿热下注，病久伤及肝肾。书拨云汤去女贞子加苍术、黄柏、爵床，服药 9 剂，白带消失，眼前飘浮之物已无，更以拨云汤加白术、茯苓 5 剂巩固疗效。

（谭亚萍　整理）

巴蜀名医遗珍系列丛书

四、黑白煎（鼻衄方）

组成： 旱莲草 50g，鲜问荆 50g，白茅根 120g，猪瘦肉 200g。

同置锅内文火炖 50 ～ 60 分钟，吃肉喝汤，每日 1 剂，连服 5 ～ 7 剂。

主治： 非占位性、外感性之鼻衄，反复发作，病程较长者。

方义： 鼻衄有虚实两证。实证多因外感而急发速止，虚证多因气阴两虚而反复发作。气虚多责之脾肺，阴虚多责之肝肾。气虚则不能摄血，阴虚则虚火上炎，二者皆能致衄，络伤故也。《灵枢·百病始生》谓"阳络伤则血外溢，血外溢则衄血"，即是此意。本方以旱莲草滋阴，猪瘦肉养阴益气，问荆凉血止血，白茅根生津，导热下行。标本同治，屡用多验。

加减： 此专病专方，药性冲和，一般不需加减。唯本方剂量适用于 8 ～ 15 岁儿童服用，临床应视患者年龄大小增减其量。

禁忌： 辛辣饮食。

方歌

> 黑白方中首旱莲，茅荆猪肉一同煎。
>
> 迁延鼻衄斯为美，法补先天益后天。

验案

1. 蒋某，男，11 岁，1996 年 5 月 17 日就诊。其父诉该患儿经常鼻流鲜血，量多，医院检查多次未见异常。服西药维生素 K、维生素 C 等无效。平素易感冒，饮食、二便均如常。舌淡，苔薄白，脉细弱。

此为气虚不能摄血，反复出血又耗伤阴血。书方：白茅根 30g，鲜问荆 30g，旱莲草 30g，猪瘦肉 100g，炖服，不放盐，吃肉饮汤，每日 1 剂。服 7 剂，竟未再作。

（谭亚萍　整理）

2. 何某，女，13 岁，1997 年 6 月 21 日就诊。患鼻衄五天未止，五官科给予后鼻道纱布填塞，口服云南白药，肌注"安络血"，血仍不止。症见面色潮红，时从口中咯吐淡红色血水，头晕，口渴喜饮。其父称每年夏季必反复出血多次，秋凉后则渐止。舌红，苔薄黄少津，脉弦细。

此属素体阴虚阳盛，伤络致衄。急书：旱莲草 50g，鲜问荆 30g，白茅根 120g，猪瘦肉 200g，共炖，以汤代茶频饮，每日 1 剂。服 2 剂后血止，其父又照方购买，服用 10 余剂，整个夏季未再衄血。次年夏初，预服前方 5 剂，平安度过夏季。

（沈其霖　整理）

3. 文某，女，21 岁，1998 年 7 月 19 日就诊。诉自幼鼻易出血，常无明显诱因，甚至静坐时即涓涓滴出，将药棉用麻黄素液浸湿后塞鼻，出血即止。但反复发作，有时一日二三次。平素鼻干燥。血常规、骨髓检查、耳鼻喉科检查无异常。月经周期及色、质、量均正常。舌淡红，苔薄白，脉缓。

书方：旱莲草 60g，白茅根 120g，鲜问荆 60g，猪瘦肉 200g，共炖，吃肉喝汤，每日 1 剂。嘱外用蜂蜜涂擦鼻腔，并用食醋 50g 熏鼻，每日 2 次。半月后出血偶发，坚持服用两月，至今未发。

（谭亚萍　整理）

4. 曾某，男，70 岁，1999 年 4 月 5 日初诊。患者突然鼻衄已 22 天，住院检查，诊为"鼻炎"，经西医治疗，口服西药抗生素、止血药，以及静注维生素 K_3、"止血敏"等，血仍未止。今前来中药治疗。见患者面色萎黄，鼻中填塞纱条仍渗血不止，有时从口中流出。伴口渴、小便深黄、不欲饮食、汗多，舌紫红，苔黄燥，脉弦细数。

　　证属血热妄行，日久伤阴。以黑白煎方加生地 30g，栀子 15g，丹皮 30g，龙骨 30g，1 剂，煎水内服。次日复诊，鼻出血明显减少，口渴除，舌暗红，苔黄厚腻，脉弦细数，血热未净，前方去龙骨、生地，加连翘 30g，山楂 30g。2 剂后血止，舌暗红，苔白厚，脉弦细，食纳未复，以黑白煎加山楂 30g，陈皮 12g，炖瘦肉，吃肉饮汤，嘱连服 3 剂，扶正健脾，兼祛余邪，以防复作。

（李正荣　整理）

五、四三饮（复发性口疮方）

组成： 栀子 12g，连翘 30g，桑白皮 30g，神曲 30g，山楂 30g，麦芽 50g，枳壳 15g，苍术 15g，草豆蔻 12g，淡豆豉 30g，锦鸡儿 30g，甘草 10g。

主治： 复发性口疮。

方义： 本病为口腔黏膜发生小而疼痛的溃疡。发病 7～15 天后可不药而愈，但不久又发，有迁延数年或十余年而不愈者。现代医学谓其原因不明，可能与免疫、精神紧张、遗传、营养不良等因素有关。本病临床所见，多为湿热之证，本方即据此而立。故制方以栀翘桑皮清热，枳术草蔻燥湿。湿易伤脾胃，故以三仙助消化；病久而虚，故以豉草锦鸡补之。药分四组，组皆三味，合为三清、三燥、三消、三补，故名四三饮。

加减： 如证见气虚者，加党参、黄芪；证见阳虚者，减三清之量，加肉桂、菟丝子；证见阴虚者，减去三燥，加知母、生地；证见瘀血者，加丹参、鸡血藤。

禁忌： 忌食辛燥食物及鸡、羊、狗、鲤等热性食物（发物）。

附注：

1. 口疮局部可用蜂蜜搽护，每日 3～5 次。

2. 口疮反复发作，经年不愈者，可用核桃内壳 30～50g，女贞叶（鲜者）30～50g 煎汤当茶饮，每日 1 剂，连续服 1～2 周，有奇效。

方歌

> 四三饮内用栀翘，桑豉三仙渗补消。
>
> 枳蔻苍鸡甘草入，口疮复发此方疗。

巴蜀名医遗珍系列丛书

验案

1.何某，女，21岁，口腔溃疡反复发作十余年，每发则迁延难愈，饮食难咽，服中西药无效。平素纳少，口苦口干不欲饮，大便溏，一日一行。舌暗红，苔白厚，脉弦细。察舌面及两颊多个豆大溃疡，边缘色红微肿。

诊为脾胃湿热证。口为脾窍，脾湿不运，蕴热上升而致溃疡。以清热燥湿消食辅以清养，药用四三饮原方：栀子12g，淡豆豉30g，枳壳15g，连翘30g，锦鸡儿30g，桑白皮30g，苍术15g，草蔻12g，神曲30g，山楂30g，麦芽30g，甘草10g。2剂溃疡即平复，舌苔亦转薄白，根部尚厚。湿热虽清，脾虚纳运未复，转当调和脾胃。药用党参15g，茯苓15g，白术15g，小茴香10g，山药15g，山楂15g，神曲15g，黄柏12g，甘草6g。调理月余，饮食增进，大便恢复正常，口疮亦未再发作。

（谭亚萍　整理）

2.刘某，女，46岁，1997年5月31日初诊。诉反复发作口腔黏膜溃疡4年，"口炎清冲剂""华素片"等药品服久渐无效，曾到华西医科大学附属医院诊治，活检诊为"糜烂性口腔扁平苔藓"，局部封闭治疗两次好转，但不久复发如故，遍求中医治疗，亦未见明显疗效，经人介绍来求治。现舌边、尖及两颊黏膜红赤，多个绿豆至黄豆大小溃疡，灼热疼痛，难以饮食，痛苦不堪。舌淡红，苔白厚腻，脉弦数。

检视前医诸方，不外清心泻火养阴之类。此例反复缠绵，湿也；红肿疼痛，热也。湿浊之因，脾虚不运，蕴湿化热，熏蒸脾窍。今拟清热燥湿，标本兼顾，以四三饮加减：栀子12g，淡豆豉30g，黄柏30g，苍术 30g，锦鸡儿 30g，枳壳 15g，桑白皮 30g，银花 15g，菊花 12g，南沙参 50g，神曲 30g，丹参 30g，大枣 50g，麦芽 50g。服上方 1 剂疼痛即减轻，3 剂后痛止，溃疡愈合，颊黏膜覆有少许白色絮丝状物，舌淡红，苔转白滑，脉弦细。标病虽解，然湿热未净，久病正虚，仍以前方去菊花加黄芪 50g。继服 10 剂，颊黏膜白絮物消退，饮食如常，至今未复发。

（沈其霖　整理）

3. 赵某，女，65 岁，因舌红赤疼痛于 1998 年 11 月 9 日就诊。症见舌前部红赤有细小芒刺，舌尖部有纵向裂纹，中后部白厚腻苔，自诉疼痛难忍，干燥欲裂，不能进热食，舌尖遇热即如火燎，伴渴不欲饮，失眠多梦，大便干结难解，一日一行。脉沉细弦。

年老肾水亏乏，水不制火，心火上炎，舌为心之苗，故见舌赤疼痛。当滋水清火，以四三饮加减：栀子 12g，淡豆豉 30g，生地 30g，知母 30g，女贞子 30g，连翘 30g，桑白皮 30g，丹参 30g，山楂 30g，麦芽 50g，核桃壳 50g，橘核 30g，甘草 10g。连进 5 剂，舌痛减轻，舌尖已无芒刺，裂纹变浅，大便顺畅，进食仍怕热。此阴亏不易速复，仍守方治疗，继服 7 剂，诸恙悉除。嘱常服杞菊地黄丸以防复发。

（谭亚萍　整理）

巴蜀名医遗珍系列丛书

六、鸡猪煎（牙痛方）

组成：鸡屎藤 100g，鲜猪肉 200g（肥瘦兼备）。

加水 1500mL，文火炖 1 小时许，汤内不放盐，吃肉喝汤，分 2 次服完，每日 1 剂，痛止后续服 2～3 剂巩固疗效。

主治：急性牙髓炎。

方义：本病来势急速，有风的特性；痛势剧烈，有火的炎威。所以民间称它为"风火牙痛"。鸡屎藤甘、微苦，性平，祛风泻火止痛，是主药；猪肉甘、咸，性平，润燥生津，以助鸡屎藤泻火，且辅正抗邪，是辅佐药。二药合用，扶正祛邪，标本兼顾。

禁忌：辛燥饮食。

附注：如无鸡屎藤，可用南瓜根（鲜）50g，鲜豆腐 50g，同煮 20 分钟，不放盐，吃豆腐喝汤，每日 2 剂，其效亦佳。

方歌

　　　　鸡猪煎内用鸡猪，风火牙痛服此舒。

　　　　豆腐瓜根同水煮，其功大体亦相符。

验案

1. 谢某，男，61 岁，1996 年 12 月 3 日初诊。该患者忽然牙痛 3 日，呻吟不止，夜不能寝。自觉满口牙齿松动，不能咀嚼，只能进流质饮食。服"牙周康"等药品仅能止痛 1～2 小时。查牙齿无缺损、龋齿，但轻叩即痛，牙龈红肿。诊时伴口渴欲饮，口中秽气，二便正常，舌红，苔黄厚乏津，脉细数。

齿乃骨之余，为肾所主，肾阴不足，虚火上炎，而为肿为痛。急以鸡屎藤 100g 泻火止痛，与鲜猪肉（肥瘦肉兼半）200g 共炖 1 小时，频饮其汤，并用淡盐开水含漱口腔，是夜痛减安眠，次日痛止。继服 3 剂，诸恙悉除。并嘱服知柏地黄丸以强肾固齿。

（谭亚萍 整理）

2.王某，女 57 岁，1997 年 4 月 23 日就诊。诉经常夜半骤然牙痛不可忍，左侧下磨牙有一龋齿，口腔科给予开髓减压，并做根管治疗及填补，仍发作不休，每与进食辛燥之品有关。昨夜齿痛又作，今特求中药治疗。查舌暗红，苔薄黄，脉弦。平素体健。

此为年老肾衰辛燥之品积热于胃，阴亏胃热上乘，阴阳不调，故每于夜间阴阳交替之时发作。书方：鸡屎藤 100g，猪肉 200g，共炖 1 小时，不放盐，吃肉饮汤，忌辛辣厚味之品。2 剂即愈。后因进食火锅前症复作，辄用前方照服，立应，遂信业师之言，只进清淡饮食，齿痛瘥而不复发。

3.任某，女，9 岁，1998 年 6 月 19 日就诊。左侧第二下磨牙龋齿，昨日不慎嵌入食物残渣，以牙签捅之，遂牙痛不止，家长自用花椒放龋洞中，其痛益甚。附近诊所给予肌注"安痛定"及口服"牙周康"等药品罔效。患儿哭啼不止，诉吸气及饮水均可加重疼痛。

诊为急性牙髓炎，处方鸡猪煎 2 剂：鸡屎藤 50g，猪肉 100g（以瘦肉为主），文火共炖 1 小时（不放盐），吃肉喝汤，1 剂痛减，能进食；2 剂尽，牙痛止。继服 3 剂以巩固疗效，并嘱到口腔科填补患牙，后未复发。

（谭亚萍 整理）

巴蜀名医遗珍系列丛书

七、新加补阳还五汤（面瘫方）

组成： 当归 12g，川芎 12g，赤芍 30g，桃仁 12g，红花 12g，地龙 10g，黄芪 60～100g，青皮 15g，黄芩 30g，薏苡仁 30g，淫羊藿 12g，五味子 12g，辰砂草 15g，问荆 30g。

主治： 面瘫（面神经炎）。

方义： 本病多因其人身体素虚，表卫不固，或因情绪紧张，肝气郁结，外受风寒，突然发病。其积有素，其病甚速。故其发病，有风邪乘虚而入之致病特性；既病，局部僵滞，运动失灵，有气虚血瘀之病理表现。故制方以补气祛风治其本，活血行气治其标。《神农本草经》称黄芪主治大风，补虚，故重用之以固卫祛风。《神农本草经》称淫羊藿能益气力，强志；《神农本草经》称五味子主益气，强阴，故并用之助黄芪益气之力。气旺，既可鼓邪外出，又可推动血行。辅以归芎桃仁等活血，青皮行气。气滞血瘀易于郁热生湿，是为第二病因，故以黄芩、问荆清热，薏苡仁、辰砂草利湿。王清任谓，半身不遂系元气亏损五成而致。制方假黄芪以重权，使既亏之五成元气得复，故方名"补阳还五"。面瘫也属"半面不遂"，当为元气亏至五成而致，故宗其方意施治，临床验之多效。

加减： 虚热盛者，加知母、生地；虚寒盛者，加吴茱萸、桂枝，减黄芩量；原有胃肠病者，加神曲、山楂；原有高血压病者，以香附易青皮，加桑寄生 30g。

禁忌： 忌辛辣饮食，勿发怒，勿过劳，忌房事。

方歌

> 补阳还五新加汤，归芍桃红苡味羊。
>
> 芎地芪青芩问草，面瘫突发服之良。

验案

1. 何某，男，55岁，教师，1997年12月1日初诊。诉20多天前晨起发现口角朝右歪斜，左眼闭合不全，伴右侧面部抽动，时流口涎及眼泪，颜面麻木感，到某医院行针灸治疗，抽动之症好转，仅偶尔抽动几下，余症无明显好转，因影响工作，心急如焚，特来求治。察左侧鼻唇沟消失，舌暗红，苔白润，脉弦细，血压在正常范围。

　　诊为左侧面瘫，属体虚感邪，阻滞经络，气血瘀滞，以补阳还五汤加味调补元气，活血通经，药用：当归12g，川芎12g，赤芍30g，红花12g，桃仁12g（打碎），黄芪50g，地龙10g，青皮15g，黄芩30g，辰砂草15g，服5剂。1997年12月11日复诊，病情好转，口角微歪，左眼已能闭合，仍有轻微麻木感，时流眼泪，迎风尤甚。乃气虚不能摄津，于前方中加入五味子12g，淫羊藿12g以益气强阴制津，并加薏苡仁30g以通络利湿，引津下行。继服7剂，诸症悉除，唯时有夜眠不安，便干难解，仍守前法，以巩固疗效，乃于前方减去地龙之寒通，加知母30g以制淫羊藿及活血药辛温之燥，且镇静安神。5剂后痊愈，正常上班。

（谭亚萍　整理）

2. 薛某，女，46岁，1997年12月7日就诊。诉10天前因公出差，乘车吹风后，回家即发现口角朝左歪斜，面部阵作麻木，有蚁行感，右侧颜面及右眼睑时有抽动，平素易头痛头晕，眠差，大便质润不易解出，二日一行，舌暗淡，苔白厚，脉缓。查血压在正常范围。月经紊乱已年余，数月一行，量多，七八日方净，自带正常。

证属天癸将竭，肝肾不足，气血衰少，风邪入络。拟益气祛风、活血通络、调补肝肾为治，方用新加补阳还五汤加减：黄芪100g，当归12g，川芎12g，赤芍30g，桃仁12g（打碎），红花12g，淫羊藿12g，五味子12g，青皮15g，地龙10g，天麻12g，桑寄生30g。2剂后诸症减，续服3剂，口歪及眼睑抽动麻木感均除，平素易头痛头晕之痼疾亦愈。继以四君子汤加山药、黄芪、枸杞子、熟地黄、淫羊藿等调理脾胃肝肾，以善其后。

（沈其霖　整理）

八、加味封髓丹（三叉神经痛方）

组成： 砂仁 10g，黄柏 30g，甘草 15g，川牛膝 30g，白芍 50g，赤芍 30g，桑寄生 100g，排风藤（白英）30g，石决明 50g，山楂 30g。

主治： 原发性三叉神经痛。

方义： 本病以痛为特征。时作时止，痛势剧烈，有肝风上扰之象，故用芍药甘草汤加桑寄生柔肝息风为主。本病好发于四十岁以上的人，其中以妇女为多见。此时妇女多已"三阳脉衰于上，面皆焦，发始白"，男子多已"肾气衰，发堕齿槁"（《素问·上古天真论》）。故知本病系肝虚衍生之疾，非外风实证，治疗首应考虑固本培元，复肝之本性。剧痛则筋脉拘急，导致气血郁而化热，故以黄柏清其热，牛膝、排风藤活血散结，石决明、桑寄生镇肝息风；剧痛则食欲减退，故以砂仁、甘草、山楂调中补土，培其生化之源。

加减： 舌红少津者，去砂仁，加麦芽、知母、玉竹；大便燥结者，加女贞子、知母、枳实；发作频繁者，加全蝎、蜈蚣、地龙。

禁忌： 辛燥饮食及腌卤、海鲜等。

方歌

> 新加封髓面风寻，楂柏砂甘膝寄生。
> 二芍排风兼石决，治须求本古传薪。

验案

1. 钟某，男，40 岁，某县刻字工，1968 年 4 月 5 日来诊。述患右侧原发性三叉神经痛两月余，服中西药无好转，近日疼痛剧烈，时间短暂，突然停止，移时又发，日夜十余次，眠食俱废，痛不欲生，因就诊。察其脉弦滑，苔白润，舌暗淡。

予加味封髓丹加制南星、全蝎、排风藤，2剂痛势减，日夜发五六次，5剂痛止。改用金匮肾气丸去泽泻、附片，加白芍、桑寄生、石决明，调服3月，巩固疗效。此后3年内偶有小发，仍用加味封髓丹治疗即可缓解。后未再发。

（李正己　整理）

2. 肖某，女，58岁，家庭妇女，1991年9月5日就诊。述患右侧原发性三叉神经痛5月余，服中西药治疗效果不佳，旋治旋发。察其脉弦细数，苔薄黄少津，舌质暗红，口干，大便燥而不爽。

书加味封髓丹加知母、女贞子，3剂病情缓解。后以杞菊地黄汤去泽泻加柴胡、香附、枳壳、石决明、排风藤、知母，调治月余而愈。

（沈其霖　整理）

3. 马某，男，55岁，某医院职工，1999年12月6日就诊。述患左侧继发性三叉神经痛8月（原左侧智齿剧痛，夜间尤烈），服中西药治疗不断，痛势虽已轻缓，但不时仍有轻重不同发作，因来治疗。察其脉弦缓，苔薄白，舌暗淡。

书加味封髓丹与服，连服8剂，停药观察3月，未见发作。

（冯进　整理）

九、慢咽宁（慢性咽炎方）

组成：南沙参30g，葛根30g，赤芍30g，刺黄芩15g，枳壳15g，川牛膝30g，薏苡仁30g，甘草12g，爵床12g。

主治：慢性咽炎，经年不愈，无大寒大热之证者。

方义：毒邪久郁咽部，痼结难解，非一般解毒药所能为功，故立方之意在于升降分消。方中以参草爵葛导邪由上焦而出，芩枳牛苡导邪由下焦而去；赤芍佐牛膝消散其结滞，甘草佐沙参兼扶其正气。久病多见虚实夹杂之证，故宜消补同施。但此病常见实多虚少之证，故治疗当以祛邪为主。

加减：如见苔厚津多，舌质淡者，加附片、苍术；苔薄津少、舌质红者，加知母、马鞭草、玄参；兼患鼻炎者加苍耳子、辛夷。

附注：

1.病去其六后，停药。坚持吃蜂蜜1～2月，如能坚守禁忌，则有彻底治愈之可能。其法是每次用蜂蜜20～30g入温开水适量（不宜多），慢慢咽下，每日3次。

2.缺医少药之地，可用鲜三匹风（蛇莓）30～50g煎水，加蜂蜜服1～2月（干蛇莓用量减半）。

方歌

> 慢咽汤内用南参，芍爵芩牛枳葛根。
> 草苡同煎祛痼结，知玄术附酌情增。

验案

1.刘某，男，33岁，某厂子弟校教师，1997年9月27日初诊。诉

巴蜀名医遗珍系列丛书

咽部隐痛不适已 2 年余，伴咽部干燥，饮水不解，咽痛时引耳心作痛，常服西药抗生素及"金嗓子喉宝"等，均无明显疗效。饮食、二便如常，精神欠佳。舌红，苔黄厚，脉弦细。查咽部充血，咽后壁有滤泡增生。

诊为慢性咽炎，为湿热之邪蕴结咽部，湿性黏滞，故单纯消炎罔效。日久不愈，气虚血瘀，而滤泡增生。治以慢咽宁加味，清热解毒利湿，活血化瘀，上下分消。药用：南沙参 30g，葛根 30g，赤芍 30g，刺黄芩 15g，枳壳 15g，川牛膝 30g，薏苡仁 30g，鱼腥草 30g，三匹风 15g，甘草 12g。连进此方 10 剂，咽痛、咽干显著减轻，咽充血亦减，呈暗红色，滤泡变小。舌微红，苔薄黄，根部厚腻，脉弦细。湿热之象已减，故拟慢咽宁原方继进 1 月。再诊时，咽部已无明显不适，咽部滤泡已消，咽后壁少许红丝布露。上课用嗓过度后有咽干现象。嘱每日服蜂蜜 3 次，每次 1 汤匙，温开水调匀后，缓慢咽下。坚持服用 3 月，患者咽部之症全消，且精力旺盛，声音洪亮，上课后亦无不适。

（谭亚萍　整理）

2. 冯某，女，41 岁，干部，1998 年 3 月 9 日初诊。患者咽部干涩、隐痛已 6 年，咽部有痰滞感，时欲咯之而不出，口干燥而不欲饮水。易感冒，感冒则咽痛加重，干咳频频，常服西药抗生素类药品。此次来诊为感冒初愈，咽痛微咳，咽部如物梗阻，咽干，畏寒，背心尤甚。咽部暗红，满布滤泡。舌淡红，苔白厚润，脉沉细。

此为素体阳虚，邪滞咽部，单纯祛邪之品反伤正气而缠绵不愈。治以扶正祛邪，活血化瘀，以慢咽宁加味，药用：南沙参 30g，葛根 30g，赤芍 30g，刺黄芩 12g，桔梗 15g，枳壳 15g，川牛膝 30g，薏苡仁 30g，荆芥 12g，制附片 12g，甘草 12g。服 3 剂，背寒冷、咽痛均减。继服

5 剂，诸症显著减轻，不咳，咽部已无梗阻感，咽微痛，背寒已除。舌淡红，苔薄白润，脉沉细。嘱原方再进 3 剂即停药，改服食蜂蜜，每日 3 次，每次 20～30g，温开水冲服。患者遵医嘱，服蜂蜜 3 月，咽痛痊愈。

（李正荣　整理）

3.喻某，女，37 岁，1998 年 5 月 21 日就诊。1 年前因感冒致咽喉肿痛，高烧，经静脉滴注青霉素等药物后，高热渐退，咽痛好转。继续服用抗生素治疗半月，咽痛终未痊愈。平时常感咽部刺痛，傍晚后声嘶，夜间咽干，每夜必置水杯于床旁，饮水不多，饮后仍感干涩。伴月经量少，心烦，眠差梦多，手足心烧，饮食二便无异。常服"玄麦甘桔冲剂"效微。查咽喉暗红，咽后壁散在淋巴滤泡。舌暗红，苔薄黄少津，脉弦涩。

属慢性咽炎，为素体阴虚，感受热毒之邪未尽，蕴结咽部而致。治当养阴清热，活血散瘀。方取慢咽宁方加味，药用：南沙参 30g，知母 30g，玄参 30g，葛根 30g，赤芍 30g，刺黄芩 15g，枳壳 15g，川牛膝 30g，天名精 10g，甘草 12g。服 5 剂后咽不干涩，轻微刺痛，心烦眠差等症均减，苔转白润。前方去知母、玄参，加熟地黄、女贞子补养阴血，继服 7 剂，咽部无不适感，眠佳。遂停服中药，嘱服食蜂蜜 1～2 月。患者坚持服蜂蜜半年，身体健康，月经正常。

（李正己　整理）

巴蜀名医遗珍系列丛书

十、寒咽汤（寒性咽炎方）

组成：麻黄 10g，熟附片 12g（盐水炒），细辛 5g，桔梗 15g，甘草 15g，枳壳 15g，淡竹叶 12g，天名精 30g，木通 10g。

主治：急性咽炎，症见舌红津多，苔厚，发热恶寒或无热恶寒者。

方义：咽炎无分急慢，其病理归经多在肺肾，其临床证候不外寒、热、湿三证。寒证之轻者用人参败毒散，重者用四逆汤加桔梗；热证之轻者用银翘马勃散，重者用玄麦甘桔汤加薄荷、牛蒡子；湿证之偏热者用甘露消毒丹，偏寒者用三消饮。皆非肺即肾之治。咽喉属肺系，治之不疑，缘何治肾？《灵枢·经脉》谓肾足少阴之脉，"其直者，从肾上贯肝膈，入肺中，循喉咙，挟舌本"，故咽炎一病除责之肺外，则责之肾。但二经之证皆有寒热虚实之殊。即以肾经之证言，虚寒者用四逆汤加桔梗，首见于《伤寒论》，次见于《医学实在易》。实寒之证较为少见，故方书未及备载，今据个人经验所及补之。本方用附子、细辛温散少阴之寒，桔梗、天名精助麻黄导邪由上由表而出，淡竹叶、枳壳、木通导邪由下分消，甘草和中解毒，各尽其妙。

加减：口渴加天花粉、知母；咽痛甚加川牛膝、赤芍。无天名精可用蛇莓代。

禁忌：辛辣燥热食物。

方歌

> 急性寒咽麻附辛，竹精甘桔枳通珍。
>
> 天花知芍川牛膝，随证加来中墨绳。

验案

1. 崔某，男，26岁，1997年10月19日就诊。诉患慢性咽痛已6年，平素受凉易感冒，咽痛时进食辛辣之品痛反减轻。近1周受凉咽痛复作，吞咽困难、恶寒，咳嗽，咯白色泡沫痰，量多，口不渴。查咽部充血，舌暗淡，苔白滑，脉沉细涩。

此为素体阳虚，感受寒邪，直入少阴肾经，以寒咽汤予之：麻黄10g，熟附片12g（盐水炒），北细辛5g，桔梗15g，枳壳15g，南沙参30g，甘草15g，天名精30g，赤芍30g。1剂痛减咳轻，2剂诸症悉除，继以玉屏风散合桂枝汤加减调理半月，体质增强，很少感冒。

（谭亚萍　整理）

2. 吴某，女，31岁，1998年11月27日就诊。诉3日前夜晚久坐看书，当时即感双下肢寒冷，次日晨起咽喉肿痛，语音嘶哑，恶寒甚，发热，体温38.9℃，自服"三九感冒冲剂"及"青霉素胶囊"，咽痛稍减，余症如故，遂求治。查咽部轻微充血，舌淡红，苔薄黄滑，脉细。诉口不渴，无汗，纳可，二便自调。

此为寒邪入侵少阴肾经，循经上行，蕴结于咽喉，故红肿不著；寒邪凝滞，气血不通故痛甚。亟当温散少阴之寒邪，拟寒咽汤加减：麻黄10g，熟附片12g（盐水炒），北细辛5g，桔梗15g，甘草15g，马鞭草15g，淡竹叶12g，赤芍30g。1剂疼痛大减，热退，微恶寒，语言恢复正常，活动后汗出，口渴欲饮，表解寒散。以扶正固表，兼清余邪为治，药用：南沙参30g，麦冬15g，桔梗15g，桂枝10g，白芍15g，生姜12g，大枣30g，天名精15g，甘草10g。2剂即平。

（谭亚萍　整理）

巴蜀名医遗珍系列丛书

3. 蒋某，男，40岁，1996年8月26日就诊。诉2日前因户外劳动酷热难当，回家后即用冷水冲澡，是夜身痛如杖，恶寒发热，体温达40.5℃，咽痛梗阻，饮食难进，某诊所给予肌注"安痛定"2次，未见显效，遂转中医治疗。症见形体壮实，虽盛夏尚着厚衣，发热无汗，口淡不渴，不欲饮食，舌淡红，苔白厚腐腻，脉沉涩。

证为夏季腠理疏松，骤然冷水冲淋，寒邪闭郁而致，须散寒解表，不可执夏季暑热而妄用辛凉，书方：麻黄10g，制附片12g，北细辛6g，羌活15g，苍术15g，桔梗15g，淡竹叶12g，赤芍30g，甘草12g，谷精草12g，服1剂热减，咽痛、身痛缓解，能进稀粥，厚衣已去。原方继进1剂，寒热悉解，咽痛身痛均除，唯觉乏力、头晕、纳谷不馨，舌苔前薄根厚，脉细无力，表证虽解，暑伤津气，仿东垣清暑益气汤加减善后：南沙参30g，麦冬30g，五味子12g，陈皮12g，白术30g，黄芪50g，神曲30g，山楂30g，甘草10g，白豆蔻10g。2剂后诸症悉痊。

（冯进　整理）

十一、间质舒（间质性肺炎方）

处方：南沙参30g，黄精30g，黄芩30g，连翘30g，崩大碗（积雪草）30g，赤芍30g，枳壳15g，浙贝母15g，甘草10g，鱼腥草50g。

主治：间质性肺炎已无表证，但见肺燥脾湿者。

方义：间质性肺炎系现代医学根据肺炎病变部位分类而命的病名（近来多按病因分类，便于西医用药治疗）。根据本病临床所见，多属中医"风温夹湿"之病，其来也速而热重，故属风温；其去也缓而舌腻，故云夹湿。然风温之邪，延日即去，后遗肺燥脾湿之证则难速已。此时治当清热润肺，化湿解毒。本方以南沙参、黄精、浙贝母润肺解燥；黄芩、崩大碗、连翘、鱼腥草清热解毒；枳壳行气，赤芍活血，使气机调畅，有利湿毒之化解；黄芩苦燥，鱼腥草清利，有利湿毒之排出。

加减：汗多加桑叶、牡蛎，胸痛胸闷加香附、旋覆花，口干甚加知母、天冬，潮热加青蒿、牡蛎，苔厚腻加草豆蔻、白术。

禁忌：辛燥腌卤食物及高蛋白、植物油等。

方歌

　　　　　间质舒中草枳参，精芩翘芍贝鱼崩。

　　　　　湿加蔻术虚天母，胸闷旋香汗牡增。

验案

1.李某，男，43岁，1997年6月6日初诊。患者咳嗽、胸痛1年余，经X线胸片、CT等检查，诊为"间质性肺炎"，反复住院3次，输注氨苄青霉素、先锋霉素V等药物均无明显疗效，他处服中药治疗亦罔效。经人介绍求诊。现症：阵作剧咳，直至咯出少量白色泡沫痰咳嗽方止，每日阵咳十余次，伴胸痛，胸部满闷不适，气紧，汗多，饮食二便如常。舌质红，苔白厚腻，脉弦细。

诊为肺燥咳嗽兼脾湿内蕴，气机不畅。以间质舒加桑叶 15g，草豆蔻 12g，香附 15g，旋覆花 15g，润肺理气化痰，清热除湿。服药 3 剂，1997 年 6 月 21 日再诊，阵咳次数明显减少，咯痰易出，已不气紧，胸微痛，汗出仍多，舌暗红，苔前薄后厚乏津，脉细。仍遵前法，原方去草豆蔻继服。半月后来诊，仅微咳，背部偶感疼痛，余无不适。前方继进半月，诸症悉除，复查胸部 X 片已无异常。

（谭亚萍　整理）

2. 刘某，男，52 岁，1997 年 11 月 3 日初诊。患者咳嗽、肩背部隐痛半年余，胸部 X 线摄片诊为"间质性肺炎"，住院治疗近两月，使用多种抗生素静滴，咳嗽、胸痛未减。今慕名求治。咳嗽频作，咽痒，痰少，稠黏难除，双侧肩背部酸痛，汗多，恶风，舌暗红，苔薄黄腻，脉细数。

此为邪热犯肺，日久化燥，兼湿热内蕴。以间质舒加桑叶 15g，香附 30g，旋覆花 15g，3 剂。药后咳嗽顿减，痰稀易咯。继服 3 剂后，肩背疼痛已解，汗少，不恶风，以间质舒原方治之，守方服用 20 剂，诸症乃除。

（谭亚萍　整理）

3. 吴某，女，47 岁，1998 年 3 月 17 日初诊。诉咳嗽气紧，咯痰不利已 4 月，服中西药均未好转，晨起咳甚，干呕，并伴潮热，汗出，口干口苦不欲饮，纳谷不馨，舌红，苔白厚腻，脉细数。查血常规正常，X 线胸片提示间质性肺炎。

检视前医之方，均为宣肺化痰、清热解毒之剂，无润肺理气除湿之品。今肺燥而咳嗽咯痰难出，湿热内盛而潮热汗出，故拟间质舒加味，药用：南沙参 30g，黄精 30g，黄芩 30g，连翘 30g，崩大碗 15g，赤芍 30g，枳壳 15g，浙贝母 15g，青蒿 30g，苍术 15g。服 5 剂复诊，诸症缓解，苔转薄腻。前方苍术改白术 15g，嘱继服 5 剂。1998 年 4 月 8 日来诊，偶咳，咯痰易，痰量少，饮食如常，舌淡红，苔薄白，根部厚腻，脉细。间质舒原方继进 5 剂，清解余邪。药后咳嗽痊愈，一年后因他病来诊，诉未再咳嗽。

（沈其霖　整理）

巴蜀名医遗珍系列丛书

十二、金水交泰汤（肺气肿方）

组成： 南沙参50g，黄精30g，苏子30g，赤芍30g，木蝴蝶10g，地龙12g，制南星15g，葶苈子15g，黄芩30g，甘草15g，沉香6g（为末，分6次冲服），夜关门30g。

主治： 肺胀（肺气肿、肺心病）之不兼外感者。

方义： 本方用南沙参养阴补肺，甘草益气祛痰，黄精一药《本草从新》谓其入心、脾、肺、肾四经，具有气阴并补之功。三药合用，补其既虚之脏，使其本固则力可抗邪。苏子、制南星性味辛温，燥湿化痰；地龙、葶苈子性味辛寒，通络泻肺。两组药一阴一阳，一缓一峻，使水饮得化，顽痰可蠲。痰浊蕴肺，易于化热，阻闭气道，故用黄芩、夜关门清泻肺热，防止化火刑金；木蝴蝶宽胸快膈，疏通气道壅闭，痰壅则气滞，气滞则血瘀，故用赤芍活血行瘀；母病及子，肺病则肾虚，肾虚则难纳气，故用沉香纳气归肾。全方补泻并施，清温并用，标本兼顾，共奏扶正以抗邪，祛邪以固正之效。

加减： 心悸气虚较甚者，南沙参加至100g，葶苈子加至30g；痰多咳嗽不爽者，制南星加至30g；长期应用激素的病例，甘草可用至30g，酌减或停服激素，并逐减甘草量；痰瘀阻碍肺气，瘀滞心肺而见唇甲紫绀者，加桃仁、五加皮；阳虚水泛而见面浮胫肿者，减甘草量，加茯苓、附片；心气欲脱者，加人参或生脉散再加附片、龙骨；痰蒙清窍，神志恍惚者，加石菖蒲。

禁忌： 忌吸烟饮酒，腌卤食物。

附注： 病势减轻勿停药，只在方中去葶苈子，减苏子、地龙、黄芩、赤芍、甘草量之半，另加白术 15g，女贞子 10g，续服 1 ～ 3 月，增强体质，减少复发。

方歌

> 金水方中赤夜参，龙苏沉草制南星。
> 芩葶木蝶黄精入，标本同施肺胀凭。

验案

1. 黄某，女，58 岁，1997 年 1 月 14 日初诊。患者反复咳喘 13 年，每年冬季均需住院治疗。此次咳喘加重 1 月，住院治疗效不显。形体消瘦，咳嗽不已，咯大量白色黏液痰，咳则大汗淋漓，喘促气急不能平卧，胸膈窒闷，畏寒肢冷，不欲饮食，小便量少，大便干结，三日一行，舌紫暗，苔白厚少津，脉沉细数。胸片提示：慢性支气管炎继发感染、肺气肿。

证属肺脾肾俱虚，痰热瘀互结，本虚标实。投金水交泰汤原方 3 剂，药后咳喘痰俱减，四肢转温，小便量增，大便润畅。继以金水交泰汤去葶苈，加神曲 30g，白术 15g，增强其健脾助运之力，续服 5 剂，病情明显缓解，仅晨起咳嗽咯痰，动则短气乏力，舌暗淡，苔白厚，脉沉细弱。外邪已解，本虚显露，以金水交泰汤加白术、黄芪、女贞子、淫羊藿、神曲、陈皮培补脾肾，杜其痰源，继服两月余，诸症俱平。

（谭亚萍　整理）

2. 张某，男，68 岁，1998 年 5 月 16 日初诊。患者反复咳喘、气急十余年，近因天气变化，咳喘复作，服某诊所自制"咳喘散"后，病反加重，剧烈阵咳，咯少量白色黏痰，气急喘促，头晕乏力，背心寒冷，小便清长，夜尿频数，大便偏干，口渴喜温饮，舌红，苔薄腻根部略厚，脉沉弦数、双尺弱。胸部 X 片示双肺纹理增粗，提示：慢性支气管炎、肺气肿伴急性感染。

证属肺肾俱虚，痰热阻肺，以金水交泰汤益气补肾、清热化痰平喘，方中制南星易为胆南星，以增强清热化痰之功。服药 2 剂，咳嗽程度减轻，咳嗽次数减少。继服此方 6 剂，微咳，痰薄易咯，动则气喘，背心仍冷，尿频，舌淡红，苔白润，脉沉细。金水交泰汤沉香易肉桂 6g 温阳纳气，续服 12 剂，咳喘乃愈。

（谭亚萍　整理）

3. 朱某，女，41 岁，1998 年 9 月 26 日初诊。患者自幼咳喘，迁延未愈，每于冬季加重。近 3 年来咳嗽气紧，心累，有时下肢水肿，动则喘促不已，曾行 X 线胸片检查，提示：慢性支气管炎、肺气肿、肺心病。1 周前受凉后病情加重，经输注抗生素治疗 3 天无缓解。现神情萎靡，唇绀，咳嗽，咯痰量多清稀，咯吐不利，胸满闷，心累心跳，喘促气急，不能平卧，小便淋沥不净，量少，腹胀，下肢浮肿，大便正常。舌紫黯，苔白厚，脉沉涩。

证属痰瘀阻肺，肾阳不足，以金水交泰汤加减：南沙参 50g，黄精 30g，苏子 30g，赤芍 30g，制南星 30g，葶苈子 30g，胡颓叶 12g，枳实 15g，桃仁 12g，制附片 12g，肉桂 6g，黄芩 30g，甘草 12g。2 剂后咳喘心悸俱减，下肢肿消，唇色转红，上方去附片、枳实，加鱼腥草 30g。续服 1 月余，诸症缓解，但稍动则汗出衣湿，晨起痰多，以金水交泰汤加白术 15g，女贞子 15g，嘱继服 1 ～ 3 月，巩固疗效。

（谭亚萍　整理）

十三、疏肝补脾散（慢性浅表性胃炎方）

组成：柴胡 150g，白芍 200g，枳实 50g，神曲 100g，牡蛎 100g，雀不站（檧木）100g，黄连 50g，鸡屎藤 200g，丹参 100g，党参 200g，山药 200g，莲子 200g，甘草 50g。

共为极细末，每服 10g，每日 3 次，饭前温开水送服。大便燥结，吞酸不显者，蜂蜜开水送服。即使症状已无，亦须慎饮食，继续服药 3 月，减少或避免复发。

主治：慢性浅表性胃炎，证见肝气不舒，脾胃气虚气滞，或兼见血瘀者。

方义：本方用四逆散疏肝理气，肝气条达，则胃不受乘，自当复其下行之本性，气滞血瘀之病机滋生无由，为痛为胀之症不复作矣。病轻浅者单服此方即可，但此病多为由渐而进，病程较长。久病胃伤及脾，中气不足，又兼气滞常可导致血瘀，血瘀导致郁热。故以黄连清热解毒，并合枳芍以降胃气；参莲山药健脾益气，并合柴芍以敌木横。鸡屎藤止痛，神曲助消化，丹参、雀不站活血，牡蛎、雀不站制酸，共清胃之浊瘀。

本病之作，为胃土先伤，故受木乘，既受木乘，则脾失其升，胃失其降，进而变生诸症，虚实并见。纯补则碍邪，邪盛则痛胀更剧，妨碍服食，其正益虚；纯消则伤正，肝气之乘更无忌惮，其邪愈盛。故治宜消补并施，标本兼顾，并慎饮食，调情志，缓图长效。

加减：胃中灼热者，加天冬、知母；舌上津少者，加石斛、知母；苔厚腻、便溏者，加苍术、草豆蔻；大便燥结者加石斛、火麻仁；腹

巴蜀名医遗珍系列丛书

胀者，加小茴香、莱菔子。凡施加减者，均宜减量作煎剂服，待兼症已平，始可为散缓图。

禁忌：忌辛、甘、硬、冷食物。并忌身心过劳，情志不舒。

方歌

疏肝补土胃家珍，柴芍枳甘连二参。

山雀莲鸡神牡入，法兼消补病机循。

验案

1. 年某，女，60岁，农民，1995年12月3日来诊。患者胃脘疼痛，嗳气泛酸，呃逆10年，在当地诊断为"胃炎"，间断治疗，症状时轻时重。5月前因家事不遂而症状加重，又在当地治疗，症无明显好转。3月前在某医院经纤维胃镜检查诊断为"浅表性胃炎"。再经中西药治疗，症状未减反加重，遂来治疗。述胃脘疼痛无规律，两肋不舒，嗳气泛酸，乏力，大便微燥，见舌红，苔薄白中间有裂纹，脉沉弦。

证属肝胃不和，治宜疏肝理气，和胃止痛。方用疏肝补脾散加减：党参30g，山药30g，白芍30g，柴胡30g，麦芽30g，牡蛎30g，天冬30g，黄连12g，神曲30g，火麻仁15g，枳实15g，雀不站30g，鸡屎藤30g，甘草10g。嘱服10剂再诊。

1995年12月22日二诊：服上药10剂，症状大减。现表现为：食辛辣甜食后，微泛酸，嗳气，胃脘时隐痛，大便正常。舌淡红，苔白润，脉沉弦。拟疏肝补脾散，日服3次，每次10g，饭前半小时温开水送服。连服3个月，症状消失，胃镜复查无异常。随访2年，症未复发。

（李正己　整理）

2. 蓝某，男，35岁，干部，1987年10月因饮酒后出现胃脘疼痛，嗳气，经治疗症状减轻，以后每因情绪不佳及食辛辣和甜食后复发，且症状逐年加重。1994年2月3日症状加重，在某医院住院诊断为"浅表性胃炎"，服中西药2月，症状减轻，于1994年4月8日出院来诊。述胃脘疼痛，痛无定时，灼热，嗳气，泛酸，舌红少津，苔薄黄，脉沉细。

此胃阴虚损之证，治宜益胃养阴，疏肝和胃。用疏肝补脾汤加减：沙参30g，天冬30g，山药30g，白芍30g，柴胡30g，崩大碗30g，牡蛎30g，黄芩20g，黄连12g，神曲30g，枳实15g，鸡屎藤30g，甘草10g。服药10剂，症状大减，灼热已除，现唯胃脘时而隐痛，泛酸嗳气，舌淡红，有津，苔薄白。改用疏肝补脾散全方加百合为散缓图4个月，症状完全消失，胃镜复查无异常而告病愈，随访1年，症未复发。

（谭亚萍　整理）

3. 任某，男，48岁。1995年10月11日就诊。肋胀，胃脘疼痛，嗳气泛酸3年，自服中西药治疗2年余，症状时轻时重。2月前因家事不畅，诸症加剧，在某医院经胃镜检查诊断为"浅表性胃炎"，又服中西药治疗，无明显效果，故来余处求治。舌淡红，苔白润，脉弦，脘部深压痛。

此肝胃不和之象，宜舒肝和胃，行气止痛。用疏肝补脾散方加减：党参30g，柴胡30g，白芍30g，雀不站30g，牡蛎30g，黄芩30g，黄连12g，神曲30g，枳实15g，荆实30g，崩大碗12g，鸡屎藤30g，甘草10g。嘱服10剂再诊。

巴蜀名医遗珍系列丛书

1995年11月2日二诊：服药5剂，症去其七，10剂药尽，症状基本消失，唯食辛辣后偶现胃痛泛酸。胃脘疼痛，服药症消，并不等于痊愈，还需继续服药巩固。故拟疏肝补脾散全方为散，服药2个月停药，半年症未复发，胃镜复查无异常。2年后因事前来会余，言病未复发。

（沈其霖　整理）

十四、加减大建中汤（寒性浅表性胃炎方）

组成：党参15g，干姜10g，川椒3g，山楂15g，麦芽30g，马兰15g，蜂蜜120g（分6次对服）。

主治：慢性浅表性胃炎，证属虚寒者。

方义：大建中汤出自《金匮要略·腹满寒疝宿食病脉证治》，主治"心胸大寒痛，呕不能饮食，腹中寒，上冲皮起，出见有头足，上下痛而不可触近"之脾胃虚寒证。原方有饴糖，无山楂、麦芽、蜂蜜。因我地药店无饴糖出售，故取后三物之补气养阴，并助消化，使其性味近似饴糖而代之。本方临床所见之症虽与《金匮要略》异，而其致病之机则同为脾胃虚寒也。《素问·举痛论》曰："经脉流行不止，环周不休。寒气入经而稽迟，泣而不行，客于脉外则血少，客于脉中则气不通，故卒然而痛。"又曰："寒气稽留，炅气从之，则脉充大而血气乱，故痛甚不可按也。"早为《金匮要略》寒痛诸症的病机做了说明。本方谨师其旨，益气温中，养阴助化，更用马兰活血散结。扶正祛邪，标本兼顾，治慢性病之妙谛也。

加减：胃中灼热者，加天冬、黄连；舌质暗红者，加丹参、赤芍；吐酸者，加牡蛎、崩大碗；大便结燥者，加枳实、火麻仁。

禁忌：忌辛、甘、硬、冷食物。并忌身心过劳，情志不舒。

方歌

> 加减建中首用参，椒姜楂麦蜜兰承。
> 中阳不足虚寒痛，夹热兼瘀随证增。

验案

1.顾某，男，44 岁，1997 年 8 月 19 日就诊。诉胃脘隐痛已 3 年余，因痛势不甚，故未服药治疗。5 天前因天热进食冰镇西瓜后，疼痛加重，胃中凉感，不欲饮食，饮水即吐，自服藿香正气水 2 天，呕吐止，余症未减，继服玄胡止痛片，病情仍无缓解。舌淡暗，苔白润，脉沉涩。

证属脾胃虚弱，寒邪稽滞，治以温胃止痛，补脾助运。方选大建中汤加减：党参 15g，干姜 10g，川椒 3g，马兰 15g，山楂 15g，麦芽 30g，水煎服，一日一剂，每次服药对入蜂蜜 20g。服 1 剂胃痛即减；2 剂服完，仅胃中隐痛，他症俱除。继以参苓白术散方加减调理 1 月余，胃痛止，嘱平时生活注意调摄，2 年来病未复发。

（谭亚萍）

2.杨某，女，37 岁，1996 年 12 月 21 日就诊。患者胃痛绵绵已 2 载。纳少，时感胃脘部悸动不适，食后作胀，嗳气，大便稀溏，日 2～3 次。曾服胃苏冲剂、气滞胃痛冲剂等成药，无明显缓解。近 1 月胃痛加重，进食水果后尤甚，口渴不欲饮水，喜用热水袋敷于胃部，而疼痛稍减。舌淡红，苔白滑，脉细弱。

此属脾胃虚寒，运化失常，拟大建中汤加味，药用：党参 15g，干姜 10g，川椒 3g，马兰 15g，山楂 15g，麦芽 30g，蜂蜜 120g（分 6 次对服）。服药 2 剂后，胃痛减轻，心悸次数减少。继服上方 6 剂，胃痛已解，饮食增进，食后微胀，嗳气，大便仍溏。改四君子汤加山药、陈皮、雀不站、山楂、神曲等健脾和胃助运，调理 2 月余，诸症乃安。

（谭亚萍 整理）

十五、胃萎 1 号（湿热型萎缩性胃炎方）

组成：柴胡 100g，赤芍 100g，枳实 30g，蒲公英 100g，草豆蔻 50g，神曲 50g，山楂 50g，党参 100g，小茴香 30g，鱼腥草 150g，莱菔子 100g，甘草 15g。

共为细末，每服 10g，每日 3 次，饭前温开水送服。

主治：胃痛不显，胀满不舒，时或嗳气，苔白或黄润，经胃镜确诊为萎缩性胃炎而见湿热之证者。

方义：本病因脾为湿热所困，肝气乘之，伤及中气，以致脾失健运，胃失和降，于是胀满嗳气之症作矣。故遣方以四逆散加神曲、山楂、莱菔子疏肝和胃，小茴香、草豆蔻燥湿运脾，鱼腥草、蒲公英清热，党参、甘草顾护脾胃之气，扶其既伤。

禁忌：忌辛、甘、硬、冷食物。忌身心过劳，情志不舒。

方歌

    胃萎多由湿热成，柴胡芍枳曲甘参。

    楂莱茴蔻蒲鱼入，和胃疏肝湿热清。

验案

1. 王某，男，65 岁，企业干部，1997 年 8 月 6 日初诊。诉胃脘疼痛 20 余年，近半年加重，胃脘胀痛，不思饮食，体重骤减 8kg，胃镜检查并取组织做病理检查，诊为"萎缩性胃炎、糜烂性胃炎"，西医给予"雷尼替丁""洛赛克""西沙比利"等药物口服半月，疼痛略减，胀满仍甚，遂求中药治疗。症见：胃脘饱胀，烧灼疼痛，纳少，口苦口腻，不欲饮水，大便秘结，3～5 日一行。舌暗红，苔白腻而厚，脉弦。

巴蜀名医遗珍系列丛书

证属湿热困脾，肝胃不和，日久入络，治以疏肝理气，清热除湿，健脾和胃。方取胃萎1号方，药量取1/3，以汤剂内服，二日一剂，忌烟酒辛辣及甜食。服10剂后，痛已不显，仍有饱胀感，大便二日一行，偏干，前方加薤白30g，北五味12g，继服。1月后再诊，胃胀已减，纳食增进，午后胃部轻微烧灼感，舌红，苔根部黄厚，脉弦。病症缓解，由于本病属慢性病，一时难愈，故以胃萎1号方散剂，每服10g，每日3次，开水冲服，嘱患者坚持服药3～6月再复查胃镜。1998年3月19日来诊，已无任何不适，体重增加，饮食、二便如常。胃镜复查：轻度萎缩性胃炎。嘱胃萎1号散继服3月，以巩固疗效。

（谭亚萍　整理）

2. 李某，男，53岁，1997年5月9日就诊。患者胃脘胀满1年余，经常服用"维生素""乳酸菌素片"等助消化药物，其胀不减。2月前胃镜检查，并做病理检查，提示"萎缩性胃炎活动期，食道鳞状上皮单纯性增生，幽门螺杆菌（+）"。西医给予"甲硝唑"口服，以抗幽门螺杆菌。服用1周，患者感胀满加重，并伴灼热感，嗳气、矢气频频，时有呕恶感。遂停服西药，求中医诊治。舌暗红，苔厚腻微黄，脉弦大。

证属肝气犯胃，湿热阻滞，予胃萎1号散，每服10g，每日3次，饭前温开水调服。服药1月，胃胀不适感渐减，已无呕恶及灼热感，舌质暗，苔中后部仍厚腻，脉弦，仍以前药继进。患者坚持服药半年，诸症俱除，偶因饮食不慎致胃胀不舒，即取胃萎1号散服用1～2天即愈。

（谭亚萍　整理）

3. 赵某，男，29岁，某石油公司职工，1995年3月17日来诊。脘腹胀满不适2年，曾间断治疗，症状时轻时重，3月前症状加重，又经中西药治疗，症状无减，1月前经胃镜及活检，诊断为"萎缩性胃炎"。

又服中药 1 月，效果不显，故来求治，舌淡暗，苔白滑，脉沉弦。

拟胃萎 1 号为散，每日 3 次，每次 10g，饭前温开水送服。服药 1 月，症状消失，嘱继服 1 月，巩固疗效。3 月后胃镜复查，未见异常。随访 1 年，症未复发。

（李正己　整理）

4. 张某，男，44 岁，江油某乡农民，1996 年 4 月 15 日来诊。胃脘胀满 6 月，胃镜检查诊断为"萎缩性胃炎"。

服胃萎 1 号 3 月，症状全消，胃镜检查无异常，随访 2 年，症未复发。

（李正己　整理）

5. 庞某，男，25 岁，某市干部。纤维胃镜检查，诊断为"萎缩性胃炎"，于 1995 年 6 月 15 日来诊，见舌淡，苔白润。

拟胃萎 1 号为散，连服 3 月，症状全消，胃镜复查无异常。

（李正己　整理）

6. 董某，男，47 岁，工人，1994 年 12 月 28 日来诊。述胃脘胀满不适 1 年，曾延中西医治疗 7 个月，症状时轻时重，3 月前症状加重，且现嗳气呃逆，食欲明显下降，口苦淡无味，在某医院经纤维胃镜检查，诊断为"萎缩性胃炎"，又延数医治疗无明显效果，由他人介绍前来求治，见舌淡暗，苔白厚，脉沉缓。

此系肝胃不和，脾虚湿困，法当舒肝和胃，益气健脾燥湿。用胃萎 1 号方 1/3 量加厚朴、木蝴蝶各 15g，水煎服。服药 5 剂，症状减轻，食欲大增，舌苔转为白滑。拟胃萎 1 号加山药 100g 为散缓进 6 个月，诸症消失，5 个月后胃镜复查无异常，随访 2 年，症未复发。

（李正己　整理）

巴蜀名医遗珍系列丛书

7. 沈某，男，48岁，市民，1995年1月4日来诊。胃脘胀满不适，时嗳气泛酸呃逆2年，长期服用吗丁啉、胃复安、胃乐灵、三九胃泰等，症状时轻时重。2月前症状加重，尤以夜间为甚，因惧其所苦，有时拒进晚餐，在某医院住院经胃镜检查诊断为"萎缩性胃炎"，治疗20日，无明显好转，出院后又在某中医门诊治疗1月，疗效甚微，故来余处求治。见颜面少华，舌淡，边有瘀紫齿痕，苔白腻。

此肝胃不和，脾虚湿困。治宜舒肝理气和胃，益气健脾除湿。选胃萎1号加减：党参50g，柴胡30g，赤芍30g，枳壳30g，莱菔子30g，黄芩30g，九香虫10g，谷芽30g，山楂30g，砂仁10g，薏苡仁30g，佛手12g，甘草5g，水煎3次，混合后分为6次，每日服4次，饭前半小时及临睡前服。服药6剂，症状大减，改用胃萎1号加芡实100g为散缓图，服药5个月后经胃镜检查无异常而告病瘥。

（李正己 整理）

十六、胃萎 2 号（阴虚型萎缩性胃炎方）

组成：柴胡 15g，白芍 30g，枳实 12g，石斛 15g，知母 15g，山楂 30g，五味子 10g，谷芽 30g，猪殃殃 30g，莱菔子 30g，北沙参 30g，甘草 6g。

主治：萎缩性胃炎，症见腹胀，苔白，或苔黄少津，舌质暗红，或见大便结燥者。

方义：本病如见胃痛不显，腹胀，食欲不振，舌上少津者，其病机应为脾胃阴虚，肝木乘土。故治疗以四逆散疏肝理气，石斛、知母、北沙参养脾胃之阴。山楂、谷芽、莱菔子助消化，行气滞；气滞血亦滞，故以猪殃殃活血，使气血畅通救其萎缩；本病胃酸不足，导致消化不良，食欲不振，故以五味子增酸助消化，益气兴食欲。待其胀满缓解，即为散或为丸调治 2 ～ 3 月，以愈为度。如既见脾蕴湿热又见胃阴不足之证者，则视二者之孰轻孰重，配制胃萎 1、2 号散剂相应之比例，徐徐图之。

禁忌：忌辛、甘、硬、冷食物。忌心身过劳，情志不舒。

方歌

> 二号仍施胃萎家，阴虚气逆此方夸。
>
> 方须四逆加知斛，莱味沙殃楂谷芽。

验案

1.郑某，女，59 岁，工人。1994 年 10 月 15 日来诊。胃脘胀满 2 年，常服三九胃泰、胃乐灵、吗丁啉，症状时轻时重，近 1 月来大便干燥。曾做胃镜检查，诊断为"萎缩性胃炎"。诊时见舌暗红，苔薄黄少津，脉沉细涩。

拟胃萎 2 号为散，日服 3 次，每次 10g，饭前半小时温开水送服。服药 3 月，诸症悉除，嘱其继服 1 月，巩固疗效。1995 年 3 月胃镜复查无异常。随访 3 年，症未复发。

（李正己　整理）

2. 唐某，男，61 岁，工人。1995 年 1 月因食辛辣后又进食冷饭而出现胃脘胀满不适，当时未予重视，以后症状逐渐加重，半年后在某医院做胃镜检查，诊断为"萎缩性胃炎"。经西药治疗 3 月，症状无明显好转，故于 1995 年 10 月 12 日前来要求中药治疗。述胃脘胀满，夜间尤甚，食欲欠佳，大便微燥。见舌暗红，苔白厚，脉沉弦细。

拟胃萎 1 号 3/5、胃萎 2 号 2/5 量共为散剂缓进。服药 1 月，症去其七，见舌淡红，苔白。用胃萎 1 号、2 号各半量为散继服 2 月，诸症消除，胃镜复查无异常。

（李正己　整理）

3. 李某，男，63 岁，某县退休干部。患萎缩性胃炎（纤维胃镜检查确诊）2 年，于 1997 年 10 月 26 日前来求治。见舌暗红，苔薄白，拟胃萎 2 号为散，连服 4 个月，诸症解，胃镜复查无异常。

（李正己　整理）

4. 陈某，女，55 岁，农民，1995 年 7 月 28 日来诊。胃脘胀满 3 年，在当地间断治疗无效，2 月前症状加重，且现口干，食少，在某医院经胃镜检查诊断为"萎缩性胃炎"，又服中西药治疗 1 月无好转，故求治于余。述 1 月来胀满加重，口干食少，时胃中灼热，见舌暗红，苔薄少津，脉沉弦。

此肝郁气滞，胃阴不足，治宜疏肝理气，益胃养阴。予胃萎 2 号加芦根 50g，水煎服。服药 6 剂，口干、胃中灼热已解，脘胀减轻，舌淡红，苔薄白。予胃萎 2 号加天冬为散服用 4 个月，诸症消而病瘳。随访 1 年，症未复发。

（谭亚萍　整理）

5. 冯某，男，66 岁，退休干部。患萎缩性胃炎（胃镜检查确诊）2 年，继续治疗无明显效果，1 月来脘胀加重，食少，大便微燥，故来求治。见舌淡暗，苔薄津少。

此肝木乘脾土，脾胃阴虚，法当抑木补土，养阴益胃。用胃萎 2 号煎服 5 剂，症状减轻，久病初效，无需更张。仍用此方为散，服药 7 个月，病愈。1 年后因他病前来诊治，诉进食辛辣而病未复发。

（沈其霖　整理）

巴蜀名医遗珍系列丛书

十七、宁呃汤（呃逆方）

组成：枳实 12g，小茴香 30g，代赭石 50g，白芍 100g，生大黄 12g，生麦芽 50g，木蝴蝶 15g，甘草 30g。

主治：突发呃逆，诸药无效，十分痛苦者。

方义：本病因胃气不降，挟横强之肝气上冲而成。轻者选用中西药物、针灸、按摩其中之一，均有良效。重者日夜不休，寝食俱废，前述诸法无效，患者十分痛苦，此非和降之大剂不能为功。方以芍药甘草汤柔肝缓急，剪其伥助；枳茴黄代直折冲气，导气下行；木蝴蝶解郁导滞，荡其余患；生麦芽和胃疏肝，复其既损。中病而止，并以本方去大黄，酌减各药之量，更加黄连、党参煎服 2～3 剂，调理善后。

加减：苔厚滑，舌质淡，恶寒者，加肉桂、附片；苔薄少津，舌红口渴或口干者，加天花粉、知母；病人素有便溏者，减大黄量，或去大黄，加黄连、肉桂。

禁忌：辛辣硬冷食物。

方歌

　　　　宁呃汤中白芍甘，枳茴黄赭麦蝴权。

　　　　方须大剂疗顽呃，舌象分明辨热寒。

验案

1. 王某，男，59 岁，1997 年 10 月 6 日初诊。呃逆不止已 3 日，寝食俱废。某卫生所给予肌注"氯丙嗪"等药物，仅暂缓片刻，须臾复作如故，复进中药煎剂治疗亦无寸效，遂来诊。症见呃声响亮，连连不休，口干欲饮，舌暗红，苔黄厚根部为甚，舌面少津，脉弦数。

此属热淫于胃，气滞血瘀，胃气不降，上冲而呃。以宁呃汤，赤芍易白芍，加黄连 12g，天冬 30g。2 日后复诊，诉服药 3 次，呃逆即止。舌淡暗，苔前薄根部黄厚，脉弦，余邪未尽。前方赤芍减半，去生大黄，继服 2 剂，平复如故。

（谭亚萍　整理）

2. 肖某，女，46 岁，1998 年 4 月 29 日就诊。诉患浅表性胃炎 4 年余，平素胃部偶有隐痛，1 周前食火锅后胃痛加重，伴呃逆频作，腹胀，大便干结，口渴喜饮，舌红苔薄少津，脉沉实。

属胃热呃逆，腑气不通。投宁呃汤加知母 30g，1 剂呃减痛缓，大便通畅，腹胀消除。2 剂后呃止，仅胃脘隐痛，纳少，舌淡红，苔薄，脉弦细，以疏肝补脾散善后。

（谭亚萍　整理）

3. 崔某，女，37 岁，1998 年 10 月 17 日就诊。诉进食即作呃逆已半年，多方求治无效。半年来，只有进流质食物，且慢慢吞咽时呃少，进其他食物或进食稍快则呃逆频频，平素与常人无异。因进食少，体重已减 5kg。舌暗红，苔白少津，脉细。胃镜检查诊为"食道 – 贲门轻度炎症"。

方以宁呃汤加黄连 12g，知母 30g。服 2 剂后，呃逆减少，可进少量软饭。前方继进 5 剂后，呃逆明显减少，已进普食，舌上苔白润，前方去知母、生大黄，白芍减半。继进 3 剂后，诉呃逆偶作，持续 1 ～ 2 分钟即止，余无不适。守方服用治疗 1 月余痊愈，1 年来未复发。

（谭亚萍　整理）

4. 罗某，男，40 岁，1998 年 10 月 6 日就诊。因国庆节饮食不慎，呃逆时作已 5 日，经针灸、西药治疗无好转。现 10 ～ 20 分钟呃逆一次，

巴蜀名医遗珍系列丛书

持续 3～5 分钟自止，伴神差，口淡无味，胃部凉感。患慢性肠炎约 3 年，平素大便溏，日 3 行。舌淡，苔白润，脉沉细。

属脾胃虚寒，升降失常。宁呃汤去大黄，白芍减为 30g，加黄连 12g，肉桂 6g。2 剂后呃逆平息，知饥欲食，胃有微胀不适感，大便减为日 2 次。以五味异功散加小茴香、麦芽、神曲、黄柏调理善后。

（李正己　整理）

十八、降脂饮（脂肪肝方）

组成：泽泻 15g，茵陈 15g，问荆 15g，苍术 15g，柴胡 15g，枳壳 15g，黄精 30g，枸杞子 15g，丹参 15g。

主治：其人多偏胖，苔白润，时感困倦，或两胁胀满不适，经 B 超检查为脂肪肝者。

方义：脾主肌肉，故肌肉之病常责之于脾。脾受湿扰，运化失常，常可积脂于肝。肝因脂郁，扰其疏泄，进而累及脾肾。故常外见丰腴之体，内虚脾肾之气。治当除湿健脾为主，术泽茵荆足当其任；次当疏肝理气，柴胡枳壳用之最宜。黄精补中，枸杞益肾，所以复其既虚；丹参活血所以畅肝脾肾之血行，助其恢复本来之职守。又据现代药理实验，泽泻、枸杞子、黄精、问荆均能抑制脂肪在肝细胞内存积，故用之可清其源。

加减：湿盛苔厚滑者，加草果仁 10g；苔薄少津，口干者，加知母 30g；气短心悸者，加黄芪 30g，茯苓 15g。

禁忌：戒酒，少吃高脂类食物，并控制食量，适当参加体育活动，常慢跑或散步。

方歌

> 降脂汤内术茵荆，柴丹泽枳枸黄精。
>
> 肝积脂肪疏泄扰，本标兼顾一方珍。

验案

1.蒲某，男，58 岁，某县干部。平素爱看书报，舞文弄墨，活动偏少，身体偏胖。3 年前查体，除脂肪肝外，血脂血压均偏高。因自觉良好，又忙于工作，未予治疗。近1月来，自感右胁不适，夜眠欠佳，于1994年3月5日来治疗。诊其脉弦，舌暗红，苔黄腻。询知不嗜烟酒。

书降脂饮，仅以香附易枳壳，更加白术12g。嘱服1月，并减食量，少食肥甘。服药5剂，自感前症消失。服药1月，检查血脂、血压均已正常，脂肪肝仍在。续服2月，体重减少了2.5kg，B超显示脂肪肝已消失，余均正常。

（沈其霖　整理）

2. 胡某，女，农民。近半月来自感右胁及剑突下不适，检查为脂肪肝，余无异常。1996年12月3日来治疗，诊其脉缓，苔厚腻，舌淡，大便溏，每日1～2次。

以降脂饮去枳壳加陈皮12g，去枸杞子加厚朴15g。服药3剂，自感腹中轻快，大便复常，苔亦变为薄白，即改苍术为白术15g，嘱续服2月，复查肝脏已无异常。

（谭亚萍　整理）

3. 李某，男，71岁，退休教师。素体丰腴，有高血压病史，无烟酒嗜好。近日体检有脂肪肝，血糖、血脂偏高，近1年来血压起伏不常，大便不爽。余无所苦。1997年2月5日来诊，视其舌淡暗，苔白润，脉弦。

予降脂饮去枳壳，加香附15g，桑寄生30g，淫羊藿12g，倍丹参治之。患者告之煎药不便，于是加大剂量，改汤为散，调服5月，并嘱控制食量，勿食肥甘及动物内脏。1997年6月10日复查，已未见脂肪肝；血糖、血压在服药期间分别复查3次，均在正常范围有较小波动，体重减轻3kg，现精力充沛，尚不时参加老年科技活动。

（李正己　整理）

十九、二金排石汤（胆肾结石方）

组成：柴胡 30g，赤芍 50g，小茴香 15g，南沙参 50 ～ 100g，白术 30g，大枣 30g，金钱草 150g，鸡内金 15g，左转藤（海金沙草）30g。

主治：胆结石直径在 1cm 以下者。

方义：本病因过食肥甘或偏嗜，导致肝之疏泄失常，脾之运化减弱，湿热秽浊之邪难以排出体外，积聚津液而成石。治宜疏肝理气，健脾除湿，恢复并增强肝脾经运化之能，俾川流湍急，沙石遂行矣。故方以柴芍小茴疏肝理气；参术大枣健脾补中；二金左转化积利水，导石外出。肝脾不健，则排石失其基础；金左不施，则排石推荡乏力。两法合用，亦标本之治也。

禁忌：辛辣食品、酒类饮料。

方歌

> 二金排石重肝脾，柴芍茴参术枣资。
> 重用金钱鸡左助，奠基推荡一方施。

验案

1. 刘某，女，47 岁，农民，1997 年 4 月 15 日来诊。述右上腹不适，时嗳气呃逆泛酸 1 年，在当地以胃病治疗数月，症状时轻时重。5 日前经 B 超提示为胆石症，结石为 0.7cm×0.6cm，由他人介绍前来就诊。舌淡红，苔白，脉沉弦。

拟二金排石汤加神曲 30g。服药 7 剂，症状大减，嘱继服 15 剂，药尽后 B 超提示肝胆无异常，而告病愈。

（李正己　整理）

2. 漆某，男，50 岁，建筑工人，1997 年 9 月 8 日就诊。患胆石症 1 年，曾间断服中药排石治疗无效。5 天前出现右上腹阵发性疼痛，恶心呕吐，在某医院 B 超检查诊断为"胆囊炎，胆石症"，住院经补液、抗感染等治疗，症状好转出院。出院时 B 超提示：胆囊壁粗糙，囊内可见 0.8cm×0.7cm 的强光团。故前来我处求中药治疗，见舌暗红，苔白润，脉沉弦滑。

拟二金排石汤 20 剂，药尽后复查 B 超：胆囊壁粗糙，未见结石。随访 1 年，症未复发。

（李正己 整理）

3. 何某，女，48 岁，干部，1998 年 11 月 8 日就诊。10 天前夜间突发右上腹疼痛，放射右肩，伴恶心呕吐，小便黄赤，厌油腻，当即在某医院以"胆石症，胆囊炎"收入住院治疗，症状好转出院，求中医治疗。见舌淡，苔白，脉弦滑，述右上腹阵发性隐痛，食差，时嗳气，尿黄。B 超报告：囊壁粗糙，内有 0.7cm×0.5cm 的结石，结论为胆石症、胆囊炎。

拟二金排石汤，服药 15 剂，诸症消失，B 超复查：胆囊壁光滑，囊内清晰，无结石光团。

（李正己 整理）

4. 张某，女，45 岁，干部，1997 年 11 月 8 日就诊。7 日前中午因进食油腻食物，黄昏即出现右上腹持续性疼痛，阵发性加剧，恶心呕吐，家属急送某医院住院治疗，住院检查诊断为"胆石症，胆囊炎"，住院治疗 7 天，炎症控制出院，故求中药排石治疗。述口苦，右上腹时时隐痛，胁肋胀满，嗳气呃逆，食少，舌淡红，苔白润，脉沉弦，B 超报告提示：胆囊内有 0.6cm×0.8cm 的结石光团。

此属中医胁痛，肝胆湿热，治宜疏肝理气，清热利湿。用二金排石汤加味：南沙参 50g，柴胡 30g，赤芍 50g，左转藤 15g，白术 30g，金钱草 150g，鸡内金 15g，大枣 30g，山楂 30g，栀子 15g，枳壳 20g，黄柏 15g。11 月 22 日二诊，服药 6 剂，精神大增，胁肋胀满、嗳气呃逆已解，食欲增加，舌淡红，苔白。用二金排石汤加栀子 12g，山楂 30g。继服 5 剂，诸症消失，B 超检查胆囊壁粗糙，无结石光团。

（谭亚萍　整理）

5. 杨某，男，62 岁，1996 年 11 月 4 日就诊。患者半月前突然出现上腹部疼痛，恶寒发热，恶心呕吐，自以为感冒，服感冒清、藿香正气液等无好转，经住院检查，B 超提示：胆囊炎、胆结石。结石 3 枚，约 0.5cm×0.7cm。给予抗炎治疗后，病情缓解出院。现右上腹胀痛，痛引右侧肩胛，大便秘结，3 日一行，口苦口臭，不欲食。舌红，苔黄厚腻，脉弦滑。

证属肝胆湿热内蕴，气机不畅，腑气不通。方用二金排石汤加味，药用：柴胡 30g，赤芍 50g，枳实 30g，南沙参 50g，白术 30g，大枣 30g，金钱草 150g，鸡内金 15g，左转藤 30g，甘草 10g。服 2 剂后，大便通畅，腹痛减轻，守方续服 10 剂，诸症俱解。复查 B 超，仅胆囊壁轻度增厚，已无结石。

（谭亚萍　整理）

6. 朱某，男，28 岁，1998 年 2 月 24 日就诊。因饮酒及过食油腻之品，1 周前出现右上腹剧痛，放射至肩背，巩膜发黄，小便呈深黄色，经 B 超检查，胆囊结石 1 枚，约 0.9cm×0.9cm。经抗炎、解痉等治疗，仍疼痛不止，注射杜冷丁后痛方缓解，药性一过，疼痛如故。舌红，苔厚腻，脉弦数。

以二金排石汤治之，每日1剂，水煎3次，分4次服完。服药3次，当晚痛减，不再注射杜冷丁，继服上方，疼痛渐减。第4日下午，突然右上腹一阵剧痛，大汗淋漓，持续约10分钟，转而痛即减轻，次日黄疸消退，腹痛轻微，续服前方2剂，诸症若失。复查B超，结石已排出。

（谭亚萍 整理）

7. 石某，男，36岁，1998年9月10日初诊。患者诉口苦、口臭近2年，服中西药治疗均无效。今慕名来诊。经仔细询问病情，诉大便溏而不爽，日3～4次，腹满不舒，背部酸胀，双目巩膜轻度黄染，嘱做B超、肝功等检查，肝功正常，B超提示泥沙样胆结石。舌暗红，苔黄厚腻，脉细数。

治以疏肝补脾，利胆排石，以二金排石汤，南沙参重用至100g，以增强其益气之力以助排石。服用5剂后，口苦、口臭明显好转，大便畅利，日1～2次，腹满、背酸胀之感亦减，继服此方十余剂，诸症消除，复查B超：胆囊内少许泥沙样结石。嘱原方继进1月，以冀痊愈。

（李正荣 整理）

二十、痢灵汤（肠炎、痢疾方）

组成：地锦草 30g，鸡眼草 30g，海蚌含珠（铁苋）30g，水蓼 15g，山楂 30g，木香 12g，南沙参 100g，甘草 10g。

主治：痢疾肠炎之急性期。

方义：痢疾为湿热毒邪侵于肠道，伤其气血而成。故治疗当以清热解毒为主，行气活血为辅。本方以水蓼、鸡眼草清热化湿，兼能解毒；地锦草、海蚌含珠、山楂凉血活血，兼能解毒，甘草缓急解毒，合以治病之本。湿热毒邪郁于肠道，气滞而痛，故以木香调气，气行则痛缓；下利必伤气阴，又兼痢当禁食，所伤补充无由，故重用南沙参养阴益气，支其病体，合以治病之标。

加减：舌上津枯，口渴心烦者，去水蓼、木香，加麦冬、知母、乌梅，倍甘草；内热炽盛，通身烦热者，加石膏、知母、金银花。

禁忌：除甘淡流质外，均不宜食；初期应禁食，以输液或以补液盐维持。

方歌

> 痢灵汤内锦鸡甘，海蓼南参楂木全。
>
> 痢疾肠炎煎服后，方知草药效而廉。

验案

1.赵某，男，32岁，工人，1997年7月22日来诊。1日前晚餐进食凉拌食物，夜间即发腹痛，恶心呕吐，腹泻脓血便，疲乏无力，发热38.2℃，微恶寒，舌红，苔黄腻，脉弦滑。大便镜检：WBC（++）、RBC（+）、脓细胞（++）、吞噬细胞（+）。

巴蜀名医遗珍系列丛书

拟痢灵汤，煎汤频饮，每日1剂，同时静脉补液以维持电解质平衡。治疗3日，症状消失，停输液，再进痢灵汤2剂，复查大便无异常。拟益气养阴，健脾养胃之方药2剂善后。

（李正己　整理）

2.杨某，女，37岁，教师。2日前出现恶寒，发热，腹痛，腹泻脓血便，日6～7次，里急后重，在某门诊经补液、抗感染及对症治疗，恶寒发热解，里急后重减轻，余症如故，于1997年8月12日来诊。舌尖红，苔厚腻，脉滑。大便镜检：WBC（＋）、RBC（＋）、脓细胞（＋）。

拟痢灵汤服用，服药2剂，症去其七。再进3剂，诸症若失，复查大便常规无异常。

（谭亚萍　整理）

3.何某，女，48岁，市民，1998年7月29日来诊。7天前患细菌性痢疾，经住院治疗痊愈出院。出院次日进食油腻后病又复发，故来求治。大便镜检：WBC（＋）、脓细胞（＋）。舌红，苔白滑，脉弦数。

拟痢灵汤5剂而病瘥。

（李正己　整理）

4.方某，男，32岁，自由职业者，1998年8月5日来诊。2日前中午因朋友聚会进食油腻之物后又喝冷饮，黄昏时即现腹痛，腹泻水样便，乏力。当时自服黄连素、氟哌酸、青霉素等药2次，症状无减，夜间症状加重，腹痛，泻下脓血便，里急后重，发热口渴。立即在某医院经输液、抗感染、对症治疗2日，发热解，但仍腹痛腹泻，脓血便，日6～7次，里急后重，口干苦，故由家属陪伴前来求中医治疗。大便镜检：白细胞（＋＋）、红细胞（＋）、脓细胞（＋）。见神萎，舌红，苔黄腻，脉滑。

此湿热痢疾，治宜清热解毒，调气行血。拟痢灵汤加减：南沙参50g，鲜桉叶30g，鸡眼草30g，车前草30g，甘草12g，水煎当茶饮。服药2剂，精神大增，腹痛、腹泻明显减轻，日2～3次，已无脓血，舌红，苔黄滑，脉滑。仍用上方煎服3剂，诸症消失。

（李正己　整理）

5.张某，女，27岁，居民，1998年8月27日来诊。7日前患腹痛腹泻，脓血便，里急后重，发热口渴，在某医院诊断为"细菌性痢疾"，住院6天，症状消失出院。出院当日因进食油腻，夜间又现发热，腹胀，腹痛，腹泻，脓血便，故来求治。查大便WBC（＋），脓细胞（＋），RBC（＋）。舌红，苔黄厚，脉滑，左下腹压痛，T 37.8°C。

此湿热痢，治宜调气行血，清热解毒。拟痢灵汤加粉葛30g，鼠曲草30g，水煎服。服药3剂，诸症消失，大便镜检正常。给益气养阴，健脾调胃之药2剂善后。

（谭亚萍　整理）

巴蜀名医遗珍系列丛书

二十一、导滞汤（气滞性便秘方）

组成：柴胡 15g，白芍 30g，枳实 15g，白术 30g，神曲 30g，知母 30g，生女贞子 30g，石斛 30g，丹参 30g，甘草 10g。

主治：大便干结数日不解，脉弦，苔白（或黄）、中厚少津者。

方义：此病由肝胃阴虚，脾为湿困，以致清气不升，浊阴不降，糟粕停聚而成。故用白芍、女贞子补肝之阴，柴胡疏肝之滞；知母、石斛补胃之阴，枳实导浊下行；白术、神曲燥脾之湿，助脾之运；甘草随辛甘化阳，以助脾气，随苦甘化阴，以益肝胃，一物二用，所谓调和者也。清升浊降，排便即可如常。糟粕久停，每致血瘀，故用丹参活血，促受累脏腑复其本能。

禁忌：忌辛辣食物，久坐。

方歌

> 导滞汤中柴芍枳，术神草斛女丹知。
>
> 此人便秘当何责？肝胃阴虚脾湿持。

验案

1.冯某，女，52岁，居民，1997年10月27日就诊。诉大便秘结已10余年，经常用生大黄、番泻叶泡水服用，或购"三黄片""黄连上清丸"等服用，药后大便即下，停药后大便仍结，每便努挣，剧痛难耐，5～7日方解出少许硬便。舌暗红，苔黄厚，脉弦细。

投导滞汤，半月后大便渐润，2～3日一行，继服前方约2月，大便每日一行，润畅易解，遂停药。嘱多食蔬菜、水果，常以蜂蜜对温开水服用，大便一直保持通畅。

（谭亚萍　整理）

2. 林某，女，21 岁，工人，1998 年 3 月 18 日就诊。1 个月来因工作不顺，心情不舒，出现胃脘部胀满不适，大便数日一行，状如羊屎，食不知味，舌淡，苔白厚，脉沉涩。系肝气不舒，肝气乘脾，致运化失司。投导滞汤，2 剂后，大便即转润，矢气频频，胃胀亦减。继服 3 剂，诸症俱除，饮食如常。

（谭亚萍　整理）

3. 蔡某，女，38 岁，干部，1998 年 5 月 9 日就诊。便秘 1 年余，3～5 日一行，临厕努挣，常致肛裂，大便坚硬，附黏液及鲜血，伴头昏、失眠、脱发。以前服"果导""上清丸"等有效，现加大剂量亦无寸效。此次来诊已 11 日未便，腹痛腹胀难忍。

急予导滞汤，另以芒硝 30g，分 2 次对服。一服解出大量干结粪便，停用芒硝，继服导滞汤。共治疗 2 月余，大便正常，失眠、脱发、头昏等症亦随之而愈。

（谭亚萍　整理）

4. 江某，男，67 岁，退休教师，1998 年 8 月 27 日就诊。患慢性结肠炎 20 多年，长期服中西药调治。近 1 月来，大便秘结，坚硬难出，每日数次蹲厕，每次仅解出少许，需用"开塞露"注入方可解出。因服前医之方无效，遂转来求治。伴见腹痛，腹胀，不欲饮食，舌淡暗，苔白乏津，脉沉涩。

此属精血不足，气阴两虚，气机失调，予导滞汤加蜂蜜对服。2 剂后，大便易出，仍干结，腹胀痛减轻。前方继进，7 剂后诸症若失，饮食量增，欣喜异常。嘱前方须继服半月，以免复发。患者遵嘱服用，大便保持润畅，至今体健无恙。

（谭亚萍　整理）

巴蜀名医遗珍系列丛书

5.涂某，女，36岁，1999年10月3日就诊。便秘，四五天一行，伴身痒，头昏痛。每月月经量多。舌暗红，苔薄白少津，脉弦细。

此属阴虚内热，腑气不通，浊气上逆。以导滞汤服用，3剂后大便顺畅，身痒亦止，头痛减轻。续服5剂后，大便正常，余无不适，月经量亦减少，4日即净。

（李正荣　整理）

二十二、补阳助运汤（寒性便秘方）

组成： 枳实 30g，白术 60g，仙茅 15g，鸡内金 12g，赤芍 30g。

主治： 大便数日不解，解出粪便不燥，脉弱，苔白润者。

方义： 脾肾阳虚，中焦失运，糟粕停而虚秘。方中白术、仙茅兴脾肾之阳，促中焦正常运化；枳实醒肠道之迟滞；鸡内金具消积之长，既可助中焦之运化，又可助积滞之通行，吴鞠通先生谓"鸡不溺而善便"，盖取此义；赤芍活血，助枳实振奋肠道，促糟粕正常下行。古方半硫丸治虚寒性便秘，可与本方互参。

加减： 如见舌淡、苔厚津少、口干者，为兼肺胃阴虚之证，于方中加知母、天花粉。

禁忌： 辛辣、肥甘食物应予节制。

方歌

> 助运汤中术与茅，鸡金赤芍枳同熬。
>
> 阳虚便秘求脾肾，大气流通阻滞消。

验案

1. 曹某，男，66 岁，市民，1997 年 4 月 12 日就诊。诉腹胀，不欲饮食，大便六七日一行，质软，便时费力，需半小时左右，便后头昏，肢软，休息片刻方可出厕，自服"三黄片"，无效。舌淡暗，苔白润，脉沉细。

脾肾不足，脾虚运化失职，肾虚不能司便，而致虚性便秘。予补阳助运汤，服 2 剂后大便易出，3 日一行，便后无不适，腹微胀。守方服用 12 剂，大便正常，食量增加，精神状态焕然一新，参加老年体育活动后均无不适。

（谭亚萍　整理）

2.曾某，女，43岁，干部。大便不畅已10余年，大便细如笔管，肛门坠胀，每日大便1～2次，每次量少。结肠镜检无异常。伴腰酸胀，睡眠多梦，纳可，舌淡苔白厚，脉细弱。

脾肾阳虚，运化失司，传导无力，以补阳助运汤连服半月，大便转畅，量多，每日一行，腰酸多梦好转。因服汤剂不便，以前方5倍量，制为蜜丸，每服10g，每日3次。服二料，大便如常，余症亦除。

（谭亚萍　整理）

3.潘某，男，72岁，1998年8月25日就诊。诉大便困难半月，腹胀腹痛，肛门坠胀不适，频频欲便，而便出甚少，烦躁不安，曾服中药2剂，泻下稀便，停药后症状如故。舌淡，苔白厚，脉沉涩。

属虚性便秘，宜补虚助运，方以补阳助运汤。服2剂后，便出较多软便，腹胀顿减，腹痛、肛坠亦除，神清气爽，索要饮食。继服此方，6剂后大便正常，无不适感，精神、食欲均佳。

（谭亚萍　整理）

4.刘某，男，57岁，1998年11月27日就诊。患慢性结肠炎3年，经常便秘难出，大便软而细，左下腹隐痛，纳少，面色萎黄，消瘦。舌淡红，苔前薄后厚，脉细涩。

取补阳助运汤治之。服药3剂，大便增粗，易出，左下腹仍痛。前方加黄柏15g，蒲黄12g继服，服7剂后腹痛消除，纳食增进，大便正常，坚持连续服药2月余，饮食二便俱正常，体重增加。以四君子汤加山药、黄芪、黄柏、丹参、菟丝子、女贞子等为丸药，继续服用以巩固疗效。

（李正己　整理）

二十三、抗痨丸（各部结核病方）

组成： 沙参100g，黄精150g，制首乌150g，山药150g，萆草100g，土茯苓150g，干泽漆100g，夏枯草100g，鱼腥草150g，山楂100g，枳壳60g，神曲100g，甘草30g。

共为细末，蜂蜜为丸，每服10g（成人量），每日3次，饭后半小时服。

主治： 肺、肠、淋巴、骨、皮肤诸种结核病出现气阴两虚而兼内热之证者。

方义： 痨毒耗人气阴，每见倦怠无力，口舌干燥，潮热盗汗，食欲不振，健忘遗精诸症。故制方以沙参、黄精、首乌、山药、甘草、蜂蜜养阴益气，治其既耗；土茯苓、泽漆、四草清热解毒抗痨，制其病因；"纳谷者昌"，故以枳壳、神曲、山楂和中助运，调气活血，以资生化之源，并使方中之补药不滞，寒药不伤，充分发挥治疗作用。

加减： 气虚舌淡而润者，加黄芪、白术；阴虚舌红而燥者，加天冬、知母；咳嗽加百部、浙贝母；潮热加青蒿、知母；汗多加山茱萸、牡蛎；骨结核加蜈蚣、黄柏；肠结核大便燥结加女贞子、枳实。

附注： 先减小剂量作煎剂服，待病情稳定后始作丸服。服药3月复查，未愈再服。必须慎饮食，适劳逸，宁情志，注意调养。

方歌

> 抗痨丸内用沙参，精首怀山土茯苓。
>
> 泽夏鱼腥神萆草，枳甘楂蜜作丸吞。

验案

1.唐某，女，20岁，农民，1998年10月31日就诊。患者头痛已8月余，曾多处求治无效。经住院行腰穿等检查，诊为结核性脑膜炎，用利福平、链霉素、乙胺丁醇等药物治疗半年无明显缓解。现头痛绵绵，精神不振，时作呕吐，不欲饮食，肢软乏力，手足心潮热，二便无异，舌淡，苔自厚腻，脉缓。

属脾虚湿滞，感染痨虫，当抗痨杀虫，健脾益气除湿。取抗痨丸方1/4量，去沙参，加党参30g，川芎15g，草果仁12g，苍术、白术各15g，水煎服，两日1剂。1998年11月22日复诊：精神明显好转，呕止，头痛减轻，手足心微热，纳食增加，苔转前薄后厚，前方去苍术、草果仁继进。1月后诸症悉除，继以抗痨丸服用2月后，复查已愈。

（李正己 整理）

2.马某，男，40岁，干部，1998年12月16日就诊。诉咳嗽近1年，用抗生素治疗无效。经胸片检查，诊为"右上肺浸润型肺结核"，某院给予抗结核治疗半年，仍时干咳，复查胸片无明显改善，而肝功能检查转氨酶升高，故停服西药，转中药治疗。症见：面色萎黄，精神萎靡，时干咳，右胸微痛，潮热，盗汗，纳少，舌淡暗，苔黄厚，脉细弱。

证属痨虫侵肺，耗伤气阴，兼湿热内蕴，以抗痨丸方1/4量，加砂仁12g，白术30g，水煎服，两日1剂。另用黄精50g，制首乌50g，黄芪50g，陈皮10g，猪肉150g，共炖，吃肉喝汤，两日1剂。1月后，咳止，前症俱减，改服抗痨丸，炖肉方照服。2月后复诊，已无不适，精神转佳，食欲旺盛。复查胸片，结核灶已消失，仅留少许钙化点。肝功能检查，转氨酶亦降至正常。

（谭亚萍　整理）

3. 黄某，男，38岁，哈尔滨市干部。自幼咽痛反复发作，于17岁时行扁桃体摘除术，术后咽痛未作。1998年11月5日，患者受凉后出现咽痛，服多种抗生素均无效。一周后出现双侧颌下淋巴结肿大，分别有3cm×4cm、1cm×2cm大，伴疼痛，遂住院治疗，输注抗生素仍罔效，淋巴结肿大日甚，活检提示：干酪样改变，中心有液化。诊为淋巴结结核，经抗结核治疗无明显改善。遍访当地中医，其答复亦模棱两可，含糊其词。患者心忧如焚，因于1999年8月16日以电话求治。并诉除上症外，伴精神欠佳，汗多，体质素弱。

寄抗痨丸，并另处方：黄芪50g，制首乌50g，陈皮30g，猪肉100～200g（或鸡蛋2枚）文火炖至肉熟，吃肉（蛋）喝汤。忌烟、酒、浓茶、公鸡、鲤鱼、腌卤食品等。服药2周，患处溃破，始流出烂絮状脓液，继服丸药，脓液逐渐减少，转为稀薄清液，1周后疮面已无液出，渐至平复收口，诸症悉除，且体力增强，来电致谢。

（李正己　整理）

4. 何某，男，7岁，1998年9月12日初诊。患儿反复咳嗽，咽痛，发烧，双侧扁桃体Ⅱ度肿大。精神食欲尚可，二便正常。3岁时曾患心肌炎。此次来诊，初按慢性扁桃体炎处理，予以疏风清热解毒利咽为治，很快烧退，咽痛亦除，但一直咳嗽，声重浊，无痰，咳时费力，易感冒。中药治疗月余，咳嗽时轻时重，遂行胸片检查，发现左肺门淋巴结肿大。结核菌素试验阳性，诊为肺门淋巴结结核。

予抗痨丸，取成人半量服用。半月后咳嗽次数明显减少，丸药继进，另用黄芪30g，制首乌30g，陈皮15g，山药15g，炖猪瘦肉，吃肉喝汤，两日1剂。共治疗2月，肺部检查正常，自无不适。现正常上学，很少感冒。

（沈其霖 整理）

二十四、化积通关丸（前列腺增生方）

组成：小茴香 50g，知母 100g，黄柏 100g，海藻 100g，莪术 100g，赤芍 100g，崩大碗 100g，山楂 100g，黄精 100g，黄芪 150g，枸杞子 100g。

共为散，蜜丸，每服 10g，每日 3 次。

主治：前列腺增生，如兼患 2 型糖尿病或高脂血症者亦宜。

方义：本病由老年肾气虚衰，气血运行不畅，浊瘀积聚下焦而成。治当补肾益气，活血散积，行气导滞。方中以枸杞、黄精、黄芪、蜂蜜补肾益气，使虚者得补；莪术、赤芍、大碗、山楂、海藻活血软坚，使积者得散；以小茴易肉桂组成"通关丸"，以化膀胱之气，使小便得以顺利排出。积聚之疾，难奏速效，需服至半年左右始克有济，故为丸缓图之。

加减：大便经常结燥者，加女贞子、草决明；大便常溏者，加山药、菟丝子；小便通行严重受阻者，用莪术、赤芍、半枝莲各 50g 煎汤，倾入干净盆中先熏会阴部，后坐浴盆中，汤冷即为一次，每日 1～2 次。再无效者，改手术治疗。

禁忌：严格忌酒，勿吸烟，慎房事。

方歌

> 化积通关茴柏知，藻莪碗芍楂精芪。
>
> 再加枸蜜为丸服，前列增生此法宜。

验案

1. 袁某，男，67 岁，退休干部，1995 年 1 月 12 日来诊。5 年来常排尿不畅。2月前因饮酒过量，症状加重，小便淋沥不尽，腰酸腿软，疲乏无力，小腹冷痛，曾延中西医治疗，症状无减，故求治于我。见舌质淡暗，苔薄白，脉沉弦细。直肠指检，前列腺Ⅱ度肿大，质软，表面光滑压痛。

拟化积通关丸服用，同时拟用坐浴。服药1月，症状明显好转，继服4月，诸症消失，B超复查，前列腺大小在正常范围。

（李正己 整理）

2.陶某，男，62岁，兽医，1996年10月28日就诊。尿急，尿细，时有中断，腰酸，性欲低下1年，在某医院B超检查诊断为前列腺肥大，经间断中西药治疗，症状时轻时重。15天前因劳累，症状加重，服药无减，求治于余。见舌暗红，苔白滑，脉沉弦细。前列腺液检查WBC>12/HP，卵磷脂小体32%/HP。肛门指检，前列腺肿大3.5cm×4cm，质中，表面光滑，中央沟存在，轻度压痛。

服化积通关丸6月，复查前列腺液WBC<5/HP，卵磷脂小体90%/HP。连查3次，均在正常范围，B超复查前列腺大小正常。随访9个月无复发。

（李正己 整理）

3.梁某，男，65岁，退休工人，1997年4月18日就诊。述1年前小便后时有白精溢出，小便细涩，茎中刺痛，性欲低下，B超检查为前列腺肥大，服中西成药数月，症状稍减。1月前因过食辛燥，症状加重，服药无减，故求治。

拟化积通关丸服用6月，症状消失，性欲恢复，B超检查前列腺大小在正常范围，嘱继服1月，巩固疗效。随访1年，症未复发。

（沈其霖 整理）

4.母某，男，64岁，退休工人，1995年3月15日就诊。平素嗜好肥甘厚味，2年来小便不利，点滴而短少，尿时时中断，频数刺痛，时有白精溢出，经常腰酸背软，疲乏无力，经数医治疗，效果不佳，故求治。见舌质红，边有瘀点，苔前薄白后白厚。经B超提示双侧前列腺肥大，肛门指检前列腺Ⅱ度肿大，边缘光滑，活动度小，有压痛。

脉症合参，此乃年老体虚，加之嗜好肥甘厚味，导致湿热内蕴，瘀阻经脉，气血瘀滞。治宜益气补肾，活血化瘀，清热利湿。拟化积通关丸加菟丝子100g，茯苓100g，炼蜜为丸，每丸重10g，每日服4次，早中晚饭前及临睡前服。服药1月后来诊，病情明显减轻，效不更方，继用上方为丸，连服5个月，症状消失。肛门指检，前列腺正常。B超提示前列腺大小正常。随访年半，病未复发。

（沈其霖　整理）

5.唐某，男，64岁，退休干部，1996年1月13日就诊。3年前出现腰酸，性欲低下，小便淋沥，时中断，尿终后有白精溢出，在某医院经B超提示为前列腺Ⅱ度肥大。在外间断治疗，症状时轻时重。1月前，症状加重，小便时茎中胀痛，夜尿多，又在某医院门诊治疗20天，效果不佳，故来就诊。见舌淡暗，苔薄微黄，脉沉细涩。

此为肾气亏损，瘀浊阻滞。治宜益气补肾，行气活血，化瘀散结。拟化积通关丸加减：黄芪50g，小茴香20g，知母30g，黄柏20g，崩大碗30g，海藻30g，莪术30g，山楂30g，覆盆子30g，枸杞子30g，淫羊藿15g，菟丝子30g，甘草10g，水煎服。服药6剂，症状明显减轻，仍用上方加量为丸，连服4个月，诸症消失，B超提示前列腺正常。随访2年，症未复发。

（李正己　整理）

巴蜀名医遗珍系列丛书

二十五、二天汤（糖尿病方）

组成： 人参 10g，山药 30g，枸杞子 30g，制首乌 30g，苍术 30g，葛根 30g，地骨皮 50g，荔枝核 30g，丹参 30g，牡蛎 30g。

主治： 2 型糖尿病三消之症不显或无者。

方义： 本病由脾肾气虚而致，治疗当以补先天之肾和后天之脾为主，故方名"二天汤"。《灵枢·五变》谓"五脏皆柔弱者，善病消瘅"。瘅，病也，《诗经·大雅·板》"上帝板板，下民卒瘅"便是。消瘅即机体功能或形质减退之病，以之名 2 型糖尿病颇为切合。不渴或不甚渴概以"消渴"名之，似嫌名实相违。脾肾柔弱（虚）可致心、肝、肺柔弱（虚），弱及心则血瘀，弱及肝则气滞，弱及肺则生湿热或寒湿。2 型糖尿病之所以并发症多，即由于脾肾之虚导致三脏虚而失于运化，于是有血瘀、气滞、湿郁诸实证出现。其本则虚，其标则实。故治疗当以补脾益肾为主，活血、行气、利（燥）湿为辅。培本则诸脏给养有源，祛邪则诸脏复原有自。

方中以人参大补脾气，山药助之；枸杞大补肾气，首乌助之。此二组药为方中之君。虚病易寒易热，故主方遣药不宜贸入极端。苍术燥湿助运，葛根生津升阳，相反相成，以调适脾之阴阳，而致和平；地骨皮滋肾清热，荔枝核温肾行气，相反相成，调适肾之阴阳以制偏频。前组以助人参、山药之健脾益气，后组以助枸杞、首乌之补肾固精，寓扶正于祛邪之中。此二组药为方中之臣。丹参活血导滞，牡蛎养阴摄精，一散一收，补而不滞，用以濡养形体，活跃机能，旁助参杞补脾益肾。此组药为方中之佐使。方中药物十味，虽其功效各异，而其眷顾先后二天之德则又"殊途同归"也。

加减：口渴者，去苍术，加知母、生地；易饥者，加黄芪、龙骨；大便溏者，加五味子、泽泻；大便燥结者，去苍术、牡蛎，加牛蒡子、女贞子；手足麻木者，加鸡血藤、红花；身痒者，加紫草、僵蚕；目瞀者，加女贞子、楮实子；脚挛急者，加白芍、木瓜。

注意事项：忌食肥甘，减食，勿饮酒，做适宜之体育锻炼。

方歌

> 二天汤内首人参，山杞乌苍与葛根。
>
> 地骨丹参和荔牡，二型糖尿服之灵。

验案

1.肖某，男，55岁，干部，1996年4月14日来诊。1年前出现头昏，耳鸣，尿多，消渴善饥，阳痿，在某医院查空腹血糖为15.8mmol/L，经服中西成药治疗7月，症状减轻，但血糖一直在10.5～11.2mmol/L之间。1月前症状复发，比前更甚，又在某医院住院治疗，诊断为2型糖尿病，住院20天，血糖降至8.0mmol/L而出院求中医治疗。症状表现：头昏，乏力，易饥，身痒，阳痿，手足麻木，舌质淡红，苔白润。

拟二天汤加紫草、鸡血藤、楮实子各30g。服药10剂，症去其八，复查血糖为5.6mmol/L。药已见效，唯恐再发，需用药缓图，仍用上药为散，每日3次，每次10g，饭前温开水送服。连服5个月，症状全解，每月复查血糖一次，均在4.2～5.3mmol/L之间。随访1年，时因饮食不慎，血糖升高，服上方亦效。

（李正己　整理）

2.刘某，女，48岁，教师，1996年8月3日来诊。患者形体丰满，素好肥甘厚味。2年前出现多食、多尿、口渴，体重明显减轻，在某医院查血糖21.2mmol/L，住院3月，症状消失，血糖降至正常范围。出院后3个月，又现口干、易饥、身痒、乏力，查血糖14.6mmol/L，在某医院长期中西药治疗，血糖波动在5.6～13mmol/L之间，15天前症状复发，血糖升至16.2mmol/L，服药无好转，故来求治。见舌红，苔薄白，脉沉弦细。

拟二天汤加紫草30g。服药10剂，血糖降至5.8mmol/L，乃改上方为散缓进5个月，症未复发，血糖均在正常值范围。随访1年无复发。

（李正己　整理）

3. 唐某，女，55岁，工人。1997年4月3日来诊。患2型糖尿病3年，长期服中西药治疗，血糖一直在9～11mmol/L之间。15天前病又复发，症状加重，血糖21.6mmol/L，服西药15日，血糖仍在13.9mmol/L，由一患者介绍前来治疗。见舌淡红，苔白润，述睡眠差，心烦，尿频，易饥，眼瞀，大便溏。

拟二天汤加泽泻、楮实子各20g。服药8剂，血糖降至6mmol/L，仍用上方缓进4个月，巩固疗效。随访1年，病未复发，血糖值一直在正常范围。

（谭亚萍　整理）

4. 翟某，女，57岁，退休干部，1997年4月28日来诊。2年前出现口干口渴引饮，善食易饥，尿多，头晕耳鸣，即在某医院查血糖为15.8mmol/L，经住院治疗，血糖降至7.2mmol/L出院，长期服"优降糖"以控制血糖。1月前病又复发，症状比前更加明显，查血糖16.4mmol/L，在某医院经中西药治疗，血糖一直在10.8～12.2mmol/L之间，故来求治。述口干口渴引饮，易饥，尿多，心烦，耳鸣。见舌暗红，苔少无津，脉沉细数。

此脾肾阴虚，治宜益气健脾，滋阴补肾，拟二天汤去苍术，加龙骨、知母、黄精各30g，水煎服。服药6剂，症状明显减轻，苔薄白有津，仍用上方去知母，加玄参30g继服。又服7剂，诸症消失，查血糖为5.4mmoL/L，为巩固疗效，用上方为散，每日3次，每次10g，饭前温开水送服，连服3个月。随访2年，症时复发，服上方加减亦有良效。

（李正荣　整理）

5.宋某，男，62岁，退休干部，1997年9月2日来诊。述患2型糖尿病3年，长期服降糖灵、优降糖等药物治疗，血糖时高时正常，高时17.6mmol/L，低时4.8mmol/L，性欲低下，身痒。近1个月来，口干，易饥，血糖在13.2～14.2mmol/L之间，服药无减，故来求治。见舌淡暗，苔薄白，脉沉弦细。

拟二天汤加紫草30g，菟丝子30g，淫羊藿12g。服药6剂，症状大减，血糖降至8.3mmol/L。再进7剂，症状消失，血糖降至5.9mmol/L。药已中病，唯恐反复，以上方为散，每日3次，每次10g，饭前温开水送服，连服5个月，病未再发，反复查血糖一直在4.5～6mmol/L之间。

（李正己　整理）

二十六、祛风化浊汤（痛风方）

组成： 苍术 30g，黄柏 30g，车前仁 50g，萆薢 30g，土茯苓 30g，秦皮 30g，威灵仙 30g，豨莶草 30g，马蹄金 30g，红花 15g，蜂蜜 200g（分次对服）。

主治： 痛风急发，出现局部红肿剧痛，舌红，苔黄腻，脉弦或脉滑者。

方义： 本病好发于中年偏胖之男子。其来也速为风，其势也剧为热；肿痛限于局部为湿浊瘀滞。故本病之形成为风热浊瘀侵于患部而致，治当祛风清热、化浊祛瘀。方中以威灵仙、豨莶草祛风止痛，黄柏、秦皮清热解毒，苍术、车前仁、土茯苓、萆薢化浊除湿，马蹄金、红花活血祛瘀，蜂蜜扶正解毒、缓急止痛。现代研究认为，本病为嘌呤代谢异常，血中尿酸增高所致，而现代药理实验证实车前仁（草）、萆薢、土茯苓、豨莶草均有增强尿酸排泄作用；蜂蜜为碱性，可中和尿酸，且可减轻威灵仙、豨莶草对胃肠之刺激。酌古证今，处方无不合拍。

加减： 口渴心烦，舌红苔薄者，去苍术，加知母、百合；剧痛难忍者，重加鸡屎藤。

注意事项： 勿饮酒、咖啡、浓茶，勿食高嘌呤食物。宜节制食量，多活动，减轻体重。

方歌

> 祛风化浊首威灵，苍术豨前草柏秦。
>
> 土马红花蜂蜜入，痛风急发有奇能。

验案

1.陈某，男，56岁，干部，1996年12月5日就诊。患痛风3年，屡治屡发，半年来已发作3次，10日前病又复发，服药无减，故求治。见舌淡红，苔黄厚，脉弦滑，右下肢内踝处红、肿、灼热，查UA（血尿酸）716μmol/L。

用祛风化浊汤，煎服5剂，诸症消失。仍用上方为丸，缓图1月。随访1年，症未复发。

（李正己　整理）

2.蒲某，男，52岁，干部，1997年9月11日就诊。患痛风4年，每年发作4～5次，UA高时达684μmol/L。5日前症又复发，服药疗效不佳，故求治。见舌质淡暗，苔黄腻，左下肢外踝红、肿、灼热，UA640μmol/L。

拟祛风化浊汤6剂，药尽，诸症消失。随访1年，病偶复发，服上方亦效。

（谭亚萍　整理）

3.张某，男，48岁，干部，1997年8月1日就诊。患痛风2年，屡治屡发，3日前病又复发，在某医院治疗，效果不佳，由门人袁某介绍来诊。舌暗红，苔白厚，脉滑，UA 578μmol/L。

用祛风化浊汤2剂，痛止，继服3剂，诸症悉解。随访2年，症常因劳累复发，服上方速已。

（李正己　整理）

4.莫某，男，43岁，工人，1994年10月6日就诊。述1993年11月某日晨起，左内踝红肿灼热疼痛，不能行走，即在某医院住院诊断为痛风，经治疗症状全消出院。约 10 天前，因饮酒及进食海鲜后，前症再发，查 UA 642μmol/L，经打针输液止痛等治疗效果不显，故来求治。见痛苦病容，左内踝红肿灼热触痛，不能站立行走。舌红，苔黄厚，脉弦。

此属湿毒浸淫，治宜清热解毒，活血化瘀，祛风止痛，利湿化浊。拟祛风化浊汤加蜂房 30g，水煎服。服药 1 剂，痛止，继服 5 剂，诸症消失，活动自如。随访 1 年，述 1995 年夏复发 1 次，服上方 2 剂即愈。

（谭亚萍　整理）

5.蒲某，男，52 岁，干部，1997 年 9 月 11 日就诊。患痛风 3 年，每年复发 4 ～ 5 次。10 日前痛风又发，经输液服药等治疗，效果较差，故延余往诊。见双外踝 5cm×3cm 大小红肿灼热压痛区域，舌淡红，苔黄厚腻，脉弦，查 UA 712μmoL/L，拟祛风化浊汤加鸡屎藤 50g，防己 10g，水煎服。同时用红花 15g，车前草 50g，蜂房 30g，鸡屎藤 60g，黄柏 30g 为散，蜂蜜调敷患处。

服药 2 剂，患处敷药 3 天，症去其七，继用上方上法治疗 10 天，诸症消失。随访 1 年半，症偶小发，服上方 3 ～ 5 剂即解。

（李正己　整理）

二十七、调压汤（高血压病方）

组成：钩藤 30g，桑寄生 50g，石决明 30g，香附 15g，川芎 30g，山楂 30g，枸杞子 30g，黄精 30g，黄芩 30g，夏枯草 30g，草决明 30g，玉米须 30g。

主治：高血压之见头晕头痛，睡眠欠佳，脉弦，苔薄白少津，舌暗红者。

方义：上述病症系由肝气不舒，经络拘急，风阳上扰而成。治当镇肝息风，活血调气，滋肾柔肝。方以钩藤、桑寄生、石决明镇肝阳之上僭；黄芩、夏枯草、玉米须、草决明泻肝气之有余；香附、川芎、山楂活血调气，缓经脉之拘急；枸杞、黄精滋水涵木，补母气以益子。

加减：舌苔厚腻者，去枸杞，加苍术；心悸气短者，去黄芩、夏枯草，加连翘、党参、刺五加；阳虚身寒脉沉弱者，加附片；阴虚身热脉弦动者，加知母。

禁忌：吸烟、饮酒、动怒、过劳。

方歌

> 调压汤中寄石钩，芩枯草决附芎俦。
>
> 玉精楂杞为煎剂，乙癸同源镇泻柔。

验案

1.邹某，女，69 岁，退休教师。反复头痛 3 月余，自认为是感冒，购中西成药服用，头痛暂止，二三日后头痛复作，遂于 1997 年 10 月 9 日来诊。伴眠差，夜尿三四次，舌淡苔白，脉弦细。查血压 220/110mmHg。

巴蜀名医遗珍系列丛书

诊为高血压病，证属肝肾虚衰，肝阳上扰，以调压汤治之。服 2 剂后头痛即除，血压降至 150/86mmHg。嘱服原方，2 周后复查血压正常，睡眠亦佳，仍夜尿频，取调压汤加覆盆子、山药、芡实，共为细末，蜂蜜为丸，每服 10g，每日 3 次。连服两剂，血压稳定在正常范围。

（谭亚萍 整理）

2.熊某，男，54 岁，干部，1998 年 3 月 21 日就诊。经常头昏、头痛，烦躁不安，常服去痛片。近日头痛加重，呈跳痛状，双目胀痛，大便干结，数日一行，口干苦，舌红，苔黄厚少津，脉弦大而数。测血压为 190/120mmHg。

诊为高血压病，证属肝气有余，肝阳上亢，予调压汤加野菊 30g，知母 30g，服 1 剂头痛即减。3 剂后头昏、头痛即除，大便偏干，2 日一行，血压为 160/100mmHg。继以调压汤服用，半月后复查血压 130/80mmHg，诸症俱除。仍间断服用调压汤，血压一直正常。

（谭亚萍 整理）

3.汪某，男，61 岁，干部，1998 年 4 月 14 日就诊。诉患高血压病已 7 年，长期服消心痛等西药，血压波动在 80/110 ～ 150/80mmHg 之间。昨日感头昏，左上肢软弱无力，持续约 5 分钟缓解。伴夜间胸闷，心悸，眠差，舌淡暗，苔白润，脉弦。测血压为 170/120mmHg。

即以调压汤方去草决明、夏枯草，加党参 30g，刺五加 15g，2 日一剂，并停服西药。3 日后复诊，血压正常，前症俱减，守方续服约 10 余剂，诸症乃安。遂以调压汤方加人参 15g，刺五加 15g，共为散，每服 10g，每日 3 次，长期服用，以资巩固。

（谭亚萍 整理）

4.李某，女，55 岁，农民，1999 年 6 月 4 日就诊。诉动则短气 2

年余，近日加重，伴头昏心累，心悸，大汗淋漓，每日更衣数次，口干喜饮，右耳嗡嗡作响，胸脘闷胀，双膝软弱无力，大便频，一日4次。舌暗红，苔白厚少津，脉弦少神。听诊心肺均无异常。查血压210/110mmHg。

诊为原发性高血压病，证属肝肾亏损，气阴不足。以调压汤去夏枯草、草决明加党参30g，刺五加15g，连翘30g，玉竹30g。服2剂后，头昏，心累短气好转，仍汗多，下肢无力，耳鸣，血压已降至180/90mmHg，气虚较甚。前方加黄芪50g，继服2剂后，心累短气、出汗明显缓解，行走已无异常，血压已降至160/90mrnHg。继服二诊方5剂，血压降至正常范围，诸症俱安。取前方药量3倍，碾细末，每服10g，每日3次，开水送服。嘱坚持服用，以期远期疗效巩固。

（沈其霖 整理）

5. 蒲某，男，35岁，干部，1998年11月14日初诊。患高血压病3年，长期服降压药开福特、倍他乐克等，血压仍高，并伴头昏、头痛、咳嗽频作、咯大量黏涎、胸闷不舒，曾服多种抗生素，咳嗽不减，舌红，苔薄腻，脉沉弦。查血压186/114mmHg，胸片示双肺无异常，血常规正常。

考虑咳嗽系服"开福特"之副作用，嘱停服全部西药，并予调压汤治之。服3剂后复诊，咳嗽平息，头昏头痛明显缓解，血压亦降至145/110mmHg，药中肯綮。守方继服，半月后再诊，血压已降至130/80mmHg，亦无不适之症。天气变化时，易感冒，以调压汤加黄芪30g续服5剂。另用黄芪10g，野菊10g，枸杞子10g，草决明10g，每日一剂，泡水代茶，长期饮用，血压一直在正常范围。

（李正己 整理）

巴蜀名医遗珍系列丛书

二十八、舒颈汤（颈椎骨质增生方）

组成：当归30g，川芎30g，赤芍50g，熟地黄30g，葛根30～50g，狗脊30g，山楂30g，知母30g，牡蛎30g，枳壳15g，甘草10g。

主治：颈椎病出现颈部强痛，头晕，上肢麻木疼痛或咽部有滞塞感者。

方义：本病因肝肾虚衰，筋骨失养，引起局部反应性骨质增生，颈椎间盘退行性改变而成。治当以补益肝肾，舒通经脉为法。方中以归芎赤芍调补肝之虚滞；地狗知牡调补肾之阴阳；葛根舒经活络，合芎赤楂枳促气血流行，濡润失养之筋骨；楂枳甘草调和气血，健运中州，俾纳谷者昌，诸脏受益，为起衰振惫之资。

加减：颈肩痛显，加羌活、骨碎补、蜂房；心悸气短，减葛根、川芎、赤芍量，加南沙参、刺五加；苔厚腻，加苍术、黄柏、薏苡仁；头晕头痛甚者，合天麻蜜环菌片同服。

注意事项：勿伏案过久，勿用高枕；宜在医生指导下进行功能锻炼。

方歌

> 舒颈汤方四物君，楂知牡枳脊甘根。
>
> 病情虚实还加味，碎补沙参薏苡仁。

验案

1.蒋某，男，69岁，退休工人。因头昏、左上肢时作麻木于1997年9月17日就诊。查血压正常，心肺无异常，颈椎X线摄片提示：第3、4、5椎间隙变窄，有少许唇样增生。舌淡暗，苔薄白少津，脉沉弦。

诊为"颈椎病"。投舒颈汤，服2剂后症状即减，续服原方5剂，头昏得除，左上肢偶有麻木感。为方便服用，将舒颈汤剂量增大5倍，共为散，加蜂蜜为丸，每服10g，每日3次，开水送服。药后前症俱除。

（谭亚萍　整理）

2.谭某，女，54岁，退休工人，1998年10月30日就诊。诉头昏头痛，颈部强痛，右肩、臂疼痛，手指麻木，夜间常因手麻木而醒，查上肢关节活动正常，颈椎X片诊为颈椎退行性病。舌暗，苔白润，脉细弱。

予舒颈汤加羌活15g，薏苡仁30g，服3剂后诸症减轻。续服3剂，仅头昏时作，余症俱除。以舒颈汤继服，并配合天麻蜜环菌片服用，每服5片，每日3次，治疗1月余，诸症悉除。

（谭亚萍　整理）

3.赵某，男，63岁，干部。因经常头昏、心跳于1998年11月12日就诊。伴眠差，疲乏。曾多次行心电图、彩色多普勒等检查，心脏未见异常。颈椎X片提示颈椎骨质增生。舌红，苔白厚，脉弦。

方选舒颈汤减川芎、葛根、赤芍量，加南沙参30g，刺五加15g。一周后复诊，已不心跳，精神好转，仍有头昏，继服前方，辅以天麻蜜环菌片，3剂后睡眠转佳，头昏亦除。嘱续服3剂，巩固疗效。至今体健，上症未作。

（谭亚萍　整理）

4.岳某，男，54岁，工人，1998年9月21日就诊。诉头昏、恶心欲吐，视物旋转已半月，在厂医务室按"内耳眩晕症"治疗，静滴丹参注射液、低分子右旋糖苷等药物，病情无减，在他处服中药亦罔效。舌暗红，苔厚腻，脉弦细。检视前方，均为健脾除湿之剂。细询病史，获

巴蜀名医遗珍系列丛书

知患者头昏眩晕乃动则发作，静则无异，尤以颈部转动时眩晕明显。即作颈椎X片，提示第4、5颈椎骨质增生。

证属肝肾亏损，经脉不畅，兼湿热内蕴，浊邪上犯清窍。投舒颈汤，加苍术15g，黄柏30g，薏苡仁30g。服1剂眩晕即止，仍有恶心欲吐感，续服3剂，诸症悉痊。

（李正己　整理）

二十九、调通汤（坐骨神经痛方）

组成：赤芍 50～100g，鸡血藤 30g，威灵仙 30g，牛马藤 30g，木瓜 15g，骨碎补 30g，蜂房 15g，白术 30g，知母 30g，牡蛎 30g，枳壳 15g，甘草 15g。

主治：除椎管内肿瘤外，各种原因所致之坐骨神经痛均宜。

方义：陈修园《医学三学经》有云："痛不通，气血壅；通不痛，调和奉。"此历代识痛、治痛之总结，至堪取法。故本方以"调通汤"名之。本病痛在腰下，为肝肾所司之域。肝主筋，肾主骨，故其痛在筋骨也。其人必肝肾先虚，经络阻滞，血行不畅，郁而为痛。方以赤芍、牛马藤、灵仙、木瓜舒经活血而能止痛；蜂房、鸡血藤、骨碎补补肝肾而兼活血；牡蛎滋阴散结，知母滋阴止痛，二药共制灵仙、蜂房、碎补之刚燥，庶可使刚药不伤阴，柔药不壅滞；白术、枳壳、甘草健脾胃，运中阳，间接补肝肾之虚，助治病本。

方歌

> 调通汤内芍灵鸡，瓜骨蜂牛白术知。
>
> 牡草调和推枳壳，阴阳攻补一方持。

验案

1.冉某，女，51 岁，干部，1997 年 11 月 19 日就诊。诉 3 日前搬弄花盆后，出现腰骶疼痛，右下肢麻木，疼痛，行走困难，经市中心医院腰椎 X 线摄片、CT 检查，诊为腰椎骨质增生。服"芬必得"后痛可暂缓，药性一过，疼痛如故。舌暗，苔白，脉弦细。

证属肝肾亏损，气血瘀滞，予调通汤三剂，疏筋止痛，养肝补肾，

巴蜀名医遗珍系列丛书

调理气血。一周后复诊，行走如常。仅腰部轻微不适，继服前方 3 剂痊愈。

2. 吕某，男，58 岁，农民，1998 年 6 月 13 日初诊。右下肢坐骨神经痛已 3 月余，腰椎 CT 检查诊为"第 4、5 腰椎间盘脱出"，服消炎止痛药物及强的松等，疼痛稍减，行走、弯腰时仍感痛甚，小腿肿胀感，舌紫暗，苔白厚，脉沉弦涩。

取调通汤加全蝎 10g，蜈蚣 2 条，以增强搜邪止痛之功。共服 5 剂，疼痛明显缓解，行走如常。调通汤加菟丝子 15g，狗脊 30g，续服 8 剂而愈，从事农活后亦未再发。

（谭亚萍 整理）

3. 杨某，女，34 岁，干部，1998 年 7 月 22 日初诊。1 周前不慎摔倒，致尾椎线性骨折，尾骶部酸胀疼痛，放射至大腿根部，大便秘结，3 日一行，舌红，苔薄白少津，脉弦细涩。

取调通汤，以枳实 30g 易枳壳，石斛 30g 易白术。3 剂后大便转润，尾骶疼痛减轻，守方续服。1 周后诸症悉除，休息 1 月后复查骨折已愈。

（李正己 整理）

三十、复颜汤（白癜风方）

组成：熟地黄 30g，黄精 30g，黄芪 50g，紫草 30g，赤芍 30g，鬼针草 30g，陈皮 12g，蝉蜕 12g，白术 15g，麦芽 30g，甘草 10g，大枣 30g。

主治：白癜风。

方义：本病由气血不调，血不营肤而成。治当以调气和血，健脾补肺为法。方中以黄芪、陈皮补气行气，熟地黄、赤芍补血活血，使气血调和、营卫健运。白术、甘草、大枣、麦芽健脾益胃，以资气血之源；黄精、蝉蜕补肺引经，直滋病损之所；紫草、鬼针凉血活血，以清血分之滞。方名复颜，欲使白滑之皮复为黄泽之皮也。

禁忌：忌辛辣腌卤食物、浓茶。

附注：外用陈皮 30g，蜂蜜 60g，白酒 300g，泡 3 天后搽患处，每日 2～3 次。

方歌

> 复颜汤内地蝉针，紫麦黄芪术芍精。
>
> 草枣陈皮同一剂，癜风服此效堪珍。

验案

1. 罗某，女，62 岁，工人，1995 年 8 月 3 日来诊。左面颊部患 5cm×5cm 大小的白癜风 3 年，曾治疗 3 月无效而放弃治疗。近半年来病灶扩散，约 6cm×7cm，故来求治。见舌淡红，苔白，脉沉弦。

拟复颜汤为丸，同时用附注药物外搽，治疗 3 个月痊愈，随访 2 年，症未复发。

（李正己　整理）

巴蜀名医遗珍系列丛书

2. 杨某，男，19 岁，农民。1996 年 10 月 4 日来诊。左手背患7cm×9cm 白癜风 4 年，曾延数医治疗无效，近半年病灶扩散，故求治。见舌淡红，苔薄白，脉滑。

拟复颜汤为丸及外搽药 4 个月而愈，随访 1 年病未复发。

（李正己 整理）

3. 李某，男，55 岁，工人，1996 年 1 月 7 日来诊。见左颈部患5cm×3cm 白癜风 2 年，曾去成都、西安等处求医治疗 7 个月无效，由案 1 患者介绍前来就诊。见舌暗红，苔白，脉沉弦。

拟复颜汤为丸及外搽药物治疗 3 个月而痊愈。

（谭亚萍 整理）

4. 刘某，女，22 岁，市民，1996 年 6 月 30 日来诊。前额印堂患3cm×3cm 的白癜风 2 年，曾多方求治无效，近半年来病灶逐渐扩大，故来求治。见舌淡红，苔薄白，脉弦。

拟复颜汤为丸，同时用药外搽 5 月后病愈，随访至今，症未复发。

（李正荣 整理）

三十一、脱敏汤（过敏性诸病方）

组成：紫草 50g，蝉蜕 15g，地肤子 30g，苍术 15g，黄柏 15g，甘草 12g，大枣 50g，丝瓜藤 30g，鼠曲草 30g。

主治：多种过敏性疾病（如湿疹、荨麻疹、药疹、漆疮、过敏性鼻炎、支气管哮喘等）。

方义：本病由风热湿邪郁于血分，外邪侵袭肺卫，诱而发病。方中紫草、丝瓜藤甘寒，清血分之热；苍术、黄柏苦辛，燥血分之湿；甘草、大枣补中益气，鼓邪外出；蝉蜕、鼠曲草祛风，导邪由表而散；地肤利湿，引邪由溲而出。本病患者多有先天伏邪因子或后天营卫失调，故制方应以祛邪不伤正，扶正不碍邪为宜。

加减：凡病势盛者，均倍紫草、大枣，加乌梅、地龙、蜂蜜；舌红口渴，加知母、乌梅；舌淡苔厚，倍苍术、黄柏，加鱼腥草；咳喘加柴胡、黄芩、麻黄、棉花根；湿疹、荨麻疹，加荆芥、连翘；过敏性鼻炎，加辛夷、荆芥；紫癜，去苍术，加丹皮、生地、水牛角、大蓟；气虚，加黄芪；阳虚，加附片；食欲差，加神曲、山楂。

方歌

> 脱敏汤中紫蜕苍，柏甘地枣鼠丝尝。
>
> 风邪湿热稽营血，疹喘诸疴酌用良。

验案

1. 梁某，男，34 岁，1999 年 3 月 22 日初诊。诉咳嗽 1 月余，服西药无效。现干咳无痰，胸闷气紧，鼻塞，畏寒，无汗，咽部干涩不适，纳可，二便自调，舌淡红，苔白少津，脉沉弦缓，双寸脉沉弱。

巴蜀名医遗珍系列丛书

寒邪袭肺，肺失宣肃，日久化热伤阴。以射干麻黄汤加香附、天冬2剂，药后咳嗽次数减少，余症未除，并诉清晨喉中有声，气紧加重，既往有皮肤过敏性丘疹病史。考虑为变异性哮喘所致，属外邪犯肺，引动致敏之伏邪，以脱敏汤加柴胡30g，黄芩30g，乌梅30g，地龙12g，桑白皮30g，祛邪脱敏，服2剂诸症若失。停药1周后，因乘车吹风又出现微咳，咽痒，畏寒恶风，为伏邪未净，体虚易感外邪，取脱敏汤加黄芪30g，蜂蜜200g（对服），扶正祛邪脱敏。继服3剂后，诸症俱除，1年来喘咳未作。

（冯进　整理）

2. 魏某，女，66岁，1999年4月1日初诊。诉反复皮肤红疹、瘙痒已10多年，每进食鸡肉、牛奶、鸡蛋、味精等食品，以及接触化纤衣物均必发作，发时伴腹痛。平素胃脘胀满，不欲饮食，大便干结，数日一行，口干口苦。病发时服西药扑尔敏、地塞米松等可控制症状，停药后饮食不慎即复发，甚以为苦。舌淡暗，苔白少津，有裂纹，脉细涩。

诊为"荨麻疹"，以脱敏汤去苍术，加枳实15g，知母30g，神曲30g，乌梅30g，煎水内服，两日一剂。并嘱忌食高蛋白饮食以及辛辣刺激之品，洗澡忌用肥皂、香皂等碱性物品。服2剂，皮疹减少，瘙痒程度减轻，大便通畅，胃纳亦增。前方去枳实，继进5剂，皮疹消失，余症俱除。嘱续服5剂，以冀痊愈。药后病未再作，虽进食鸡蛋、鱼类亦无不适。

（谭亚萍　整理）

3. 杨某，男，4岁，1999年11月4日初诊。患儿自出生2日起，周身皮肤出现细小红疹，伴渗出、瘙痒，叠经中西医治疗，内服、外搽诸多药物均罔效。平素易咳嗽、痰多。今慕名前来求治。查患儿全身满布针尖大红疹，搔抓后有的已结痂，面部、手背皮肤粗糙、增厚，皮色变暗，触之板硬感，舌红，苔薄少津，脉弦细。

诊为"慢性湿疹"，为风湿热之邪郁于血分，发于肌表，耗伤气阴。日久治当清热除湿，祛风凉血，益气养阴。方取脱敏汤加减。药用：紫草 15g，乌梅 15g，地肤 12g，大枣 15g，知母 12g，土茯苓 15g，丹皮 10g，南沙参 15g，地龙 5g，甘草 6g，神曲 15g，水煎内服。另用紫草 30g，乌梅 30g，煎水敷洗面部、手背等皮肤暴露部位。1 周后复诊，皮损减少，面部、手背皮肤较前柔软，瘙痒减轻。能够忍受而不搔抓，舌淡红，苔薄，脉弦细，邪势稍减，仍守方治疗。继服半月，皮损基本消退，微痒，面部皮肤略粗，颜色转红润。以脱敏汤加黄芪 15g，继服 7 剂，顽疾乃瘳。

（谭亚萍　整理）

4. 夏某，女，19 岁，学生。因感冒咳嗽，校医给予肌注青霉素后出现过敏性休克，经抢救后好转，继而出现持续哮喘，输注大剂量地塞米松后缓解。但稍受凉哮喘复作，屡发屡止，影响学业。于 1999 年 9 月 20 日来诊，症见咳嗽，咯痰黏稠难出，喘息有声，夜间尤甚，胸闷，纳食尚可，二便自调，舌微红，苔白乏津，脉弦数。

诊为支气管哮喘，以脱敏汤倍紫草，加柴胡 30g，麻黄 10g，乌梅 30g，水煎服，两日一剂，忌高蛋白饮食。服 2 剂后咳喘明显缓解，咯痰易出。继服前方 6 剂，咳喘平息。以脱敏汤加棉花根 50g，继服 6 剂，以冀巩固。12 月 3 日不慎受凉，仅表现咽部不适，微咳，以疏风解表之剂 2 日即愈，未发作哮喘。

（谭亚萍　整理）

巴蜀名医遗珍系列丛书

5. 刘某，男，6岁。患儿自2岁时患"重症肺炎"后，每受凉即作咳嗽，喘息有声，经常输液治疗。然病发益频，病势愈甚，必以激素类药物方可缓解。今慕名来诊治。患儿面色不泽，唇绀，喘促不已，喉中嘎嘎如锯，咳频，痰少，大便偏干，舌红，花剥苔，脉细数。

嘱停用西药，以脱敏汤去苍术、黄柏，药量减半，加乌梅12g，地龙5g，柴胡12g，黄芩12g，水煎3次，药液分8次服，每日服4次，饭前半小时及临睡前服。忌辛辣刺激及高蛋白饮食。服药1剂，患儿咳减，夜间能平稳入睡，但下半夜哮鸣声明显，仍守方治疗。1周后来诊，患儿精神好转，已无哮鸣，晨起咳嗽，咯白色黏痰，舌淡红，苔薄白，前方去地龙加陈皮6g。继服3剂，咳喘俱除，转以异功散加乌梅、紫草健脾兼清余邪。虽受凉后哮喘仍有发作，服脱敏汤加减后哮喘很快平息，仍坚持服健脾类方剂，共治疗半年，恢复健康，体重增加，面色红润。上学后即使感冒亦未发作哮喘。

（沈其霖　整理）

三十二、扫癣汤（手足癣方）

组成：乌梅 50g，贯众 50g，苦参 50g，土荆芥 100g。

将上药打碎，加水煎沸 15 分钟后，倾入净盆内，乘热先熏患部，待温再浸泡患部，水冷则去之。每日 2 次，10 天为 1 疗程，一般可痊愈。或用食醋 500g 浸泡上药 3 天后，用醋搽患处，每日 3～5 次。

主治：手足癣。

方义：本病系感染浅部真菌而成，宜以外治法直捣病原体之巢穴，则奏效甚捷，且无戕伐内脏之弊。故凡皮肤感染病之无全身症状者，均以外治为首选。方中诸药均可制灭皮肤真菌，其中土荆芥一味用之疗效倍增，尤其不可或缺。

禁忌：治疗期间，勿饮酒，勿食辣椒、公鸡、鲤鱼、腌卤等物。

方歌

> 扫癣汤方贯苦参，乌梅土芥共煎熏。
>
> 或加食醋为搽剂，手足癣生用此灵。

验案

1. 岳某，女，51 岁，农民，1997 年 11 月 7 日初诊。双手掌、手指、指缝满布针尖大水泡，奇痒，抓破后流少量黄水，有的抓破后继发感染，红肿渗液，曾经皮肤科治疗，无明显好转，自用"足光粉"浸泡后，表层脱皮，皮损愈合。停用后又重新长出水泡，瘙痒难耐，故来求诊。

处方以扫癣汤，水煎取药液熏洗患部，每日 2 次。用药 10 天后，双手皮损基本消除，微痒，继续用药 2 个疗程，手部皮肤恢复正常，停药后未再复发。

（谭亚萍　整理）

2.朱某，男，46岁，因右手食指患甲癣3年，采用内服、外搽抗真菌药物无效，并采取拔除指甲后用药液浸泡，亦未显效。经人介绍来诊治。见右食指指甲增厚，残缺不全。

予扫癣汤，嘱以食醋500g浸泡诸药，3日后即取药液少许装入小瓶中，将食指浸泡其中，每次约15分钟，每日浸泡2次。半月后，指甲后部新生粉红色指甲，继续照前用药，2月后，右食指指甲完全为新生的正常指甲。停药后无复发。

（沈其霖　整理）

3.石某，男，37岁，农民。因右下肢胫部反复脱屑、瘙痒5年余，于1998年8月19日就诊。见其右下肢胫前有12cm×8cm大皮损，境界清楚，瘙痒，抓之则有细小皮屑，皮肤潮红。经皮肤检查，属真菌感染。

予扫癣汤熏洗患处，并用食醋500g浸泡扫癣方一剂，每次熏洗后，用醋液外搽患处。半月后即痊愈。

（李正己　整理）

三十三、扫毒汤（带状疱疹方）

组成：荆芥 12g，银花 15g，连翘 30g，鸭跖草 30g，赤芍 30g，土茯苓 30g，黄精 30g，神曲 30g，枳壳 15g，甘草 10g，蕹菜 30g。

主治：带状疱疹，脉弦，舌红（或暗红）苔黄或白腻者。

方义：本病因感染疱疹病毒而成，中医辨证分析，系由湿热毒邪侵袭局部皮肤而致，且好发于中老年及体弱、疲劳之人。治疗宜遵仲景"疮家不可发汗"之训，以解毒、除湿为主，活血和中为辅。方中荆芥、银翘清热解毒，以挫其火热之焰；蕹菜、赤芍凉血解毒，并具活血止痛之功；鸭跖草、土茯苓燥湿解毒，湿去则热势孤；黄精、枳壳、神曲、甘草健脾和胃，扶正以抗病邪。

附注：用青黛适量，调蜂蜜搽于患部，每日 2 次。

方歌

　　　　　扫毒汤中荆芥银，鸭翘蕹赤草黄精。

　　　　　土苓枳曲同煎服，带状疱疹即此寻。

验案

1.廖某，男，43 岁，厨师，1997 年 9 月 26 日就诊。6 天前，后颈部簇生水疱，约 3cm×4cm，刺痛微痒，经服板蓝根冲剂、病毒灵，外搽病毒唑注射液，无明显疗效。水泡边缘红肿，并有新的水疱发出，舌红，苔黄厚，脉细数。

为病毒性疱疹，投扫毒汤，并用蜂蜜调青黛外搽患部，2 日后痛止，水疱塌陷结痂，1 周后痊愈。

（谭亚萍　整理）

巴蜀名医遗珍系列丛书

2. 范某，女，31 岁，打字员，1997 年 11 月 18 日就诊。右侧腰部疱疹缠绕，边缘红赤，虽经中西药治疗，仍有蔓延，痛剧，夜间不能转侧，伴溲赤便秘，渴喜冷饮，舌红，苔厚腻，脉滑数。

予扫毒汤加生大黄 10g（后下），1 剂便通渴减，患部红赤消除，病势得遏。续服扫毒汤，并取青黛 10g 调蜂蜜搽患处，2 剂后痛止，疱疹渐消。服 5 剂后痊愈。

（谭亚萍　整理）

3. 文某，男，48 岁，农民，1998 年 2 月 23 日初诊。因鼻咽癌行放疗后，右侧耳部、面部生密集疱疹，耳心痛甚，精神尚可，饮食、二便如常，舌微红，舌根苔黄腻，脉细弦。

方用扫毒汤加南沙参 30g，白花蛇舌草 30g，并用青黛 10g 调蜂蜜外搽患处。服 7 剂疱疹消退，仍有痛感，继服 3 剂痛除。

（李正己　整理）

4. 彭某，男，59 岁，农民，1998 年 4 月 11 日初诊。诉左胸痛 1 周，服抗生素及消炎止痛药均无效。胸片亦未见异常，不咳，呼吸平稳。遂来求治。舌暗红，苔白少津，脉弦。揭衣检查，见左胸乳下约 10cm×15cm 红赤，簇生黄豆大水疱。

诊为带状疱疹，投扫毒汤 3 剂即愈。

（谭亚萍　整理）

三十四、扫银汤（银屑病方）

组成：紫草 50g，牡丹皮 30g，荆芥 15g，蝉蜕 15g，鼠曲草 30g，半枝莲 50g，土茯苓 50g，鱼腥草 30g，黄柏 30g，丹参 30g，香附 30g，制首乌 30g，白术 30g，神曲 30g，大枣 30g，甘草 10g。

主治：银屑病。

方义：本病由风热湿浊郁于血分，蒸蚀肌肤而成。治当以凉血祛风，解毒化浊，养肝健脾为法。本方以紫草、丹皮、蝉蜕、鼠曲草、荆芥凉血祛风；半枝莲、鱼腥草、土茯苓、黄柏化湿解毒；白术、神曲、大枣、甘草健脾，首乌养肝，共为扶正以抗邪；丹参活血，香附快气，同功导滞而排毒。

加减：湿盛，舌苔厚腻或滑者，去大枣，减首乌量，加苍术、麻黄；热甚伤津，苔薄而燥者，去白术、鱼腥草，加生地、知母。

禁忌：一切辛辣刺激食物，如鸡、鲤、狗、羊、牛肉及辣椒、酒类、腌卤等。

附注：在内服药时，更以乌梅 50g，苦参 50g，贯众 50g，白英 50g，鸡血藤 50g，煎汤熏洗患处，效果更佳。

方歌

> 抗银汤内紫荆蝉，土柏莲鱼附二丹。
>
> 草枣茯神何术鼠，诸凡银屑此方权。

验案

1.刘某，男，54 岁，干部，1993 年 5 月 4 日就诊。自述 1992 年 11 月初，头部及四肢外侧出现散在红色斑丘疹，表面有多层银白色鳞屑。

巴蜀名医遗珍系列丛书

因无自觉症状，未予介意。此时，因公经常出差，酒肉无度。1个月后，全身皆散见此疹，且觉微痒，急就诊于绵阳市某医院皮肤科，诊为寻常型银屑病。予激光治疗3周，并内服西药（药名不详），旋治旋发，遂来治。察其苔薄白，舌暗红，脉弦缓，余无所苦。

予上方服药2周，丘疹渐萎，已无痒感。因以原方去半枝莲，鱼腥草倍量，加黄芪150g，熟女贞150g，制成蜜丸，每服10g，每日3次。服药1月，丘疹全无，仅余褐斑，按原方继服2月，随访至今，一切正常。

（李正荣　整理）

2. 王某，男，35岁，教师。1995年1月1日就诊。述患银屑病2年余，经省内外皮肤专科治疗，旋治旋发，病势日增。察其斑丘疹全身遍布，疹色淡红，舌暗淡，苔白腻，脉缓。予抗银汤去牡丹皮、半枝莲，加麻黄6g，苍术30g与服；并嘱以外洗方洗浴患处，每日2次。内服外洗1周，无效反剧。细询其饮食起居，始知其近日两次饮酒，并食腌卤。

嘱仍用初诊之方内外兼治，并严守禁忌。2周后复诊，诸症遂失。即用上方加大剂量，制为蜜丸，连服3月，巩固疗效。至今4年，因摄生失慎，偶有小发，仍用原方略事加减，服药二三剂，即可速效。

（沈其霖　整理）

3. 张某，女，25岁，干部。患银屑病3年，时轻时剧，剧则患部发痒，搔破则流淡黄色水液，粘衣浸褥，影响眠食。曾用中西药内服外搽，效果不佳。于1997年3月5日来诊。察其舌红，苔薄黄少津，脉弦数。

予抗银汤去鱼腥草，减香附、土茯苓量，加生地、知母与服；并以外洗方煎汤洗浴，每日2次。1周后来诊，诸疹干结，已无水液粘衣，即以上方去生地，加大剂量，制为蜜丸，日服3次，连服2月，一切复常，并于1999年3月怀孕，亦无异常反应，年末顺产一男孩。

（谭亚萍　整理）

巴蜀名医遗珍系列丛书

三十五、痛经汤（痛经方）

组成： 当归 30g，川芎 30g，赤芍 30g，香附 15g，蒲黄 12g，蜂房 12g，水蛭 15g，甘草 12g。

主治： 痛经。

方义： 本病由血瘀气滞，经行不畅而成。治当以活血行气，化瘀镇痛为法。方中当归、川芎、赤芍、蒲黄活血，水蛭化瘀，蜂房活络止痛，香附调气止痛，甘草缓急止痛。标本兼顾，用之屡验。

服法： 于月经欲至或刚至时服 1 ～ 2 剂，痛止停服，不必尽剂。连服 3 ～ 4 个月经周期。

加减： 剧痛不可忍者，倍赤芍、香附，更加醋炒玄胡 30g。

禁忌： 触凉受冷。

附注： 如有感染性炎症或其他妇科疾病，经后应积极治疗，痛经方可完全治愈。

方歌

> 痛经汤内芍归芎，香附蒲黄草蛭蜂。
>
> 剧痛还须增芍附，玄胡醋炒有奇功。

验案

1.孔某，女，21 岁，1996 年 4 月 10 日初诊。患者自 15 岁月经初潮，每月经行前二三日即有小腹胀痛，经至后疼痛加重，痛甚时面色惨白，恶心呕吐，全身冷汗，经量少，色暗，行经半日或一日后，经量增多，排出大量瘀块，疼痛渐止。舌淡红，苔薄白，脉弦细。末次月经为 3 月 19 日。B 超检查提示：子宫后屈后位。

证由血滞胞宫，排出不畅所致，投痛经汤 2 剂治疗。嘱小腹胀痛即开始服药，痛止即停服。

1996 年 5 月 14 日二诊：诉服前方后，上月行经疼痛减轻，瘀块减少，余无不适。仍以前方治疗。患者连服 3 个月经周期后，经行时仅小腹微有胀感，色、质均转正常。

（谭亚萍　整理）

2. 周某，女，31 岁，1996 年 8 月 11 日就诊。2 年前因行人流术后，继发盆腔感染，经输抗生素类药物后好转。平素小腹隐痛，腰骶酸胀，精神不振，白带量多，色黄，有秽臭，月经延后 4～5 天，经量多，淋沥不净，持续 8～10 日，行经时小腹疼痛加重，喜温喜按。今值行经第 2 天，小腹痛甚，舌紫暗，苔厚白，脉沉涩。

此属湿浊热毒蕴于胞宫，日久血行瘀滞而痛经。急则治其标，予痛经汤活血化瘀，调气止痛。嘱经净后再来调治。

8 月 17 日二诊：服上方 1 剂腹痛即减，2 剂服完痛止。月经 7 天即净。白带黄且多，B 超检查，诊为左侧附件炎。舌淡暗，苔白厚，脉沉细。证属湿浊瘀结，以化浊完带汤治之。处方：南沙参 30g，苍术 30g，黄柏 30g，土茯苓 50g，赤芍 30g，小茴香 15g，大蓟 50g，地锦 30g，白英 30g。嘱两日 1 剂，经至腹痛则服一诊方。如此连服三个月经周期。

1996 年 11 月 23 日来诊：诉遵医嘱服药 2 月后，行经时腹已不痛，坚持服二诊方 3 月，现精神佳，白带量少，色白，无气味，腰骶亦无疼痛，要求复查。B 超示双侧附件无异常。妇科检查宫颈光滑、白带正常。

（谭亚萍　整理）

3. 龚某，女，28 岁，1997 年 5 月 16 日初诊。诉月经 13 岁初潮。17 岁始，出现行经时小腹疼痛，未予重视。以后痛经程度逐渐加重，常服玄胡止痛片、去痛片等药，渐至口服药物亦不能止其痛，每月依赖肌注阿托品、异丙嗪止痛。结婚3年未孕。经期准，经色暗，经量多，行经第3日有大块内膜组织排出。舌淡红，苔薄，脉细。

诊为气滞血瘀之痛经，以痛经汤治之。处方：当归30g，赤芍30g，川芎30g，香附15g，蒲黄12g，蜂房12g，水蛭15g，延胡索30g（醋制），甘草12g。嘱行经即服此方，痛止停服。患者服此方2剂，疼痛大减，连服4个周期，未再痛经，行经时亦无瘀块。后予补调冲任之剂，于1998年9月受孕。

（李正荣 整理）

4.杨某，女，17岁，1999年3月23日就诊。诉半年前经期进食冰淇淋后，遂出现痛经，每月俱作。经量逐渐减少，色暗，夹少量瘀块，3日即净。平素无不适。今值行经第一天，小腹痛甚，拒按，舌淡暗，苔后白厚，脉弦缓。

为寒滞经脉，气血瘀阻，治宜行气活血，散寒止痛，以痛经汤加味。处方：当归30g，赤芍30g，川芎30g，香附15g，蒲黄12g，水蛭15g，小茴香15g，甘草12g。服此方1剂后，经来增多，腹痛大减。服2剂后，痛止，行经4日即净。次月行经时小腹疼痛较前轻微，仍服前方1剂后痛除，以后每月行经疼痛未作。

（李正荣 整理）

三十六、驻崩汤（崩漏方）

组成：南沙参 50g，枳实 15g，贯众 30g，山楂 30g，龙骨 50g，黄柏 30g，大蓟 50g，地锦草 50g，甘草 12g。

主治：崩漏。

方义：本病多由气虚血热而致，以素有湿热白带或月经初潮及临绝经期之妇女为多见。急则治其标，宜以止血为先。本方南沙参、甘草益气，枳实、贯众、山楂缩宫止血，黄柏、大蓟、地锦凉血止血，龙骨收涩止血。血止，视其平素所患，辨证治之。

加减：手足心烧，舌红少津者，加牡丹皮、生地黄；面色㿠白，舌淡苔白润者，去黄柏加鹿角霜、艾叶；气短心烦者，以仙鹤草易大蓟，倍南沙参、甘草；久不止者，用矮林子 50g 炖母鸡，吃肉喝汤。

禁忌：辛辣食物，过多活动、劳累。

方歌

> 驻崩汤用枳锦参，贯楂龙甘柏蓟珍。
>
> 丹地热加寒鹿艾，诸凡崩漏服之灵。

验案

1. 张某，女，42 岁，1996 年 5 月 22 日初诊。诉近 1 年来，经期提前，有时每月二至，经量多，持续 10 日左右。此次行经已 36 日未净，曾肌注止血敏、珍珠母精等药物，无明显好转。行盆腔 B 超检查，提示：左侧卵巢囊肿 3cm×4.5cm，子宫肌瘤约 0.5cm×1.2cm。现出血量时多时少，色淡，夹小瘀块，面色苍白，精神萎靡，头晕心悸，舌淡红，苔薄白，脉沉弦细。

巴蜀名医遗珍系列丛书

此为肾气渐衰，冲任不固而致崩漏，下血日久，气血俱亏。急止血以塞流，投驻崩汤加减，处方：南沙参50g，贯众30g，山楂30g，龙骨50g，黄柏30g，仙鹤草30g，甘草12g。2剂服完，出血即止。继以益气养血、调补冲任、活血消积之剂内服，治疗3月余，经量减少。复查B超：左侧卵巢囊肿1.4cm×1.6cm，子宫无异常。1999年3月行经后，未再行经。

（谭亚萍　整理）

2.林某，女，50岁，1997年10月17日初诊。诉月经紊乱已2年，数月一行。9月22日行经，量多如崩，送住院治疗，输止血类药无效。盆腔B超检查未见异常。行诊刮术后，出血减少，但仍淋沥不止。子宫内膜活检提示：子宫内膜增生过长。血常规检查，血红蛋白仅56g/L，欲行子宫切除术，患者惧手术，而出院寻中药治疗。诊时见面色萎黄，头晕乏力，腰骶酸痛如折，出血量少，色淡红，手足心潮热，夜寐梦多，纳谷不馨，舌淡暗，苔薄乏津，脉沉细无力。

证属肝肾亏损，阴虚内热而作崩，出血日久，气阴两伤，阴血不足。以驻崩汤加味治之。处方：南沙参100g，丹皮15g，熟地黄30g，枳实15g，贯众30g，山楂30g，龙骨50g，大蓟30g，甘草12g。服1剂出血即止，腰痛缓解，余症未除。拟归脾汤合左归饮加减，益气养血，滋补肝肾，以防反复。

（李正荣　整理）

3.贾某，女，24岁，1997年11月4日就诊。因孕2月后流产，阴道出血淋沥不止，妇科予以清宫后，出血仍如前，迄今已3月余。血色淡，夹瘀块，小腹胀痛，腰酸痛并有冷感，气短懒言，饮食无味，舌淡苔薄白，脉缓无力。前医曾用益气摄血、凉血止血之剂未效。

证属肾气不足、冲任失调而流产、漏下，以驻崩汤去黄柏、大蓟，加鹿角霜、艾叶、仙鹤草，温经摄血，固冲补肾。处方：南沙参50g，枳实15g，贯众30g，山楂30g，龙骨50g，鹿角霜30g，艾叶12g，仙鹤草30g，甘草12g。服2剂后，出血明显减少，仅带下夹血丝少许。继服2剂，白带正常，精神转佳，知饥纳可，以八珍汤加味调理善后。12月10日行经，经量正常。

（李正荣　整理）

4.周某，女，37岁，1999年9月24日就诊。患者带下量多数年，妇科检查：宫颈糜烂（重度）。1月前行激光治疗2次，带下减少。9月18日行经，量多如注，色鲜红，已用卫生巾10余包，出血之势仍未减。伴头昏、心烦、失眠、口渴欲饮，大便3日未解。舌深红，苔薄黄乏津，脉细数。

证属肝经湿热久羁，下注带脉，血被热灼而妄行不止，出血量多伤及气阴。治宜清热凉血止血，益气养阴，予驻崩汤加味治之。处方：南沙参50g，黄柏30g，生地黄30g，丹皮15g，大蓟50g，枳实30g，贯众30g，山楂30g，龙骨50g，甘草10g。

9月27日复诊：诉已服2剂，出血减少，大便已畅，眠安，微渴，舌红，苔薄少津，脉弦细。前方枳实减半，去生地，继服2剂而愈。

（谭亚萍　整理）

5.邓某，女，26岁，1999年9月16日初诊。孕38天，自购"息隐"服用后，腹痛剧烈，阴道出血量多，排出胚胎组织后，出血减少，但一直淋沥不止，小腹隐痛，至今已42天，伴神疲乏力，头晕，不欲饮食，手指阵作麻木，腰酸痛，言语低微，唇淡，面色不泽，舌淡苔白润，脉沉涩细。

巴蜀名医遗珍系列丛书

证属气虚不摄，冲任不固，气血亏耗。治宜益气养血摄血，补肾固冲。方用驻崩汤加减。处方：南沙参50g，枳实15g，贯众30g，山楂30g，龙骨50g，黄柏15g，仙鹤草30g，熟地黄30g，炒续断30g，甘草15g。并另用矮林子50g，炖母鸡1只，吃肉喝汤。服药1剂，其血顿止。再予当归补血汤合八珍汤方加减，调理约1月，诸症悉除，精神、饮食恢复正常。

（李正己　整理）

三十七、化浊完带汤（湿热白带方）

组成：南沙参 30g，苍术 30g，黄柏 30g，土茯苓 50g，赤芍 30g，小茴香 15g，大蓟 50g，地锦草 30g，白英 30g，甘草 6g。

主治：带下浓稠，或色黄而臭，舌淡苔润者。

方义：本证由感染秽浊湿热阻滞气机而成。治当以燥湿化浊，清热行气为法。方中以苍术、土茯苓燥湿化浊；黄柏、大蓟、地锦、白英清热解毒；湿浊滞留，必然会导致气血运行不畅，故以小茴香行气导滞，赤芍活血散结；带下日久，必然耗伤正气，故以南沙参、甘草补中，使脾气健运则湿浊易除。

加减：舌红，苔薄少津者，去苍术、小茴香，加山药、香附、知母；苔厚腻，消化不佳者，加草果仁、神曲；气虚甚，气短心烦者，以白术易苍术，倍南沙参，加黄精。

禁忌：忌辛辣食物，忌房事。

附注：除内服药外，尚须用乌梅、贯众、苦参各 50g，萹蓄 100g 煎汤入净盆，乘热熏阴部，待温坐浴盆中，每日 2 次。

方歌

> 化浊汤中术柏参，蓟茴土芍锦甘英。
>
> 色黄带下浓而臭，清燥同施湿热平。

验案

1.吴某，女，25 岁，1997 年 10 月 17 日初诊。3 月前因孕 4 月小产后，白带量多，色黄稠如脓，秽臭，伴小腹及左下腹胀痛。腰部酸痛如折，经妇产科检查及 B 超检查，诊为盆腔炎，并有少量积液。给予静脉

巴蜀名医遗珍系列丛书

滴注氨苄青霉素、甲硝唑等药物，治疗约半月，腹痛减轻，带下仍黄稠腥臭，口服金刚藤浸膏、妇科千金片等均无效。并出现月经量多，夹瘀块。舌红，苔黄厚腻，脉弦滑。末次月经 1997 年 10 月 3 日。

证属湿浊热毒蕴结胞宫，治当清热解毒，除湿，行气活血。方用化浊完带汤。

10 月 27 日二诊：服上方 5 剂。白带量仍多，颜色转淡黄，微腥臭，腰腹疼痛明显减轻。舌暗红，苔仍厚腻，脉弦。嘱前方继进。

11 月 6 日三诊：诉前方继服 5 剂，2 天前行经，月经量多，夹少许瘀块，腰骶部及小腹胀痛不适，头昏，疲乏，舌暗红，苔厚白，脉弦。为湿热未净，气血不足，前方以白术 30g 易苍术，南沙参增为 100g。

11 月 16 日四诊：月经 5 日即净。白带量减少，质稀薄，无臭，感腰酸，头昏，食欲欠佳。湿浊蕴久，损伤脾肾。化浊完带汤去苍术，加山药 30g，白术 30g，神曲 30g 继服。患者服化浊完带方加减治疗 2 月余，白带正常，无不适感，月经正常。复查 B 超：子宫、附件已无异常。

（谭亚萍 整理）

2. 黄某，女，31 岁，1998 年 4 月 12 日初诊。带下黄稠量多、阴痒已 3 月。伴小腹隐痛，小便频急、刺痛。查小便常规：WBC 12～20/HP，妇科检查：阴道充血明显。取白带检查：滴虫（＋）。舌暗红，苔黄厚，脉弦。月经正常。

诊为滴虫性阴道炎、急性膀胱炎，证属感染秽浊湿毒，蕴于下焦。治以清热解毒化浊之法，以化浊完带汤加味，并结合外洗方治疗。处方：南沙参 30g，苍术 15g，黄柏 30g，土茯苓 50g，赤芍 30g，小茴香 15g，大蓟 50g，地锦草 30g，白英 30g，知母 30g，3 剂，水煎服，两日一剂。另用苦参 50g，贯众 50g，乌梅 50g，3 剂，水煎取汁，熏洗阴部，每次约 30 分钟。

4 月 19 日二诊：小便时已无不适，带下量减少，色黄，痒感减轻。舌微红，苔白，脉弦细。以化浊完带汤原方继进，外洗方同前。

4 月 25 日三诊：已无阴痒，白带微黄，量稍多，余无不适，治法方药未变，嘱须坚持治疗 1 月。1998 年 5 月 13 日来诊，查小便常规，白带均无异常。

（李正荣　整理）

3. 廖某，女，43 岁，1998 年 11 月 16 日初诊。反复带下量多，阴痒已 2 年，多次妇科检查均诊为霉菌性阴道炎。曾服制霉菌素，外用苏打水冲洗，洁尔阴泡腾片、米可定泡腾片塞用等，均只能一时减轻症状，停药则病症如故。现阴内及外阴奇痒难忍，终日坐立不安，因痒搔抓影响睡眠，甚为苦恼，今求治于中医。舌淡红，苔薄黄，脉弦细。

诊为霉菌性阴道炎，证属气阴不足，感染秽浊，日久不愈。治以益气养阴，清热解毒杀虫。方取化浊完带汤加味，并配合外洗法治之。处方：南沙参 50g，黄芪 30g，知母 30g，黄柏 30g，土茯苓 50g，赤芍 30g，香附 30g，大蓟 50g，地锦草 30g，白英 30g。水煎服，两日 1 剂。另用乌梅 50g，苦参 50g，贯众 50g，萹蓄 100g，水煎取药液熏洗阴部，每日 2 次。治疗期间忌房事。经治疗半月余，阴痒微，白带减少，守方不变。本病病程较长，已反复多次，故嘱患者坚持治疗。经期停用外洗方。共治疗 2 月余，白带检查正常，亦无任何不适。停内服药，继续外用熏洗半月，以巩固疗效。至今未复发。

（李正荣　整理）

巴蜀名医遗珍系列丛书

4. 杜某，女，35 岁，1998 年 12 月 21 日初诊。诉自 10 年前生子后，逐渐出现白带量多，色淡，时稠时薄。量多时需衬垫卫生巾。因无其他不适，未予重视。近 3 年白带增多，色黄质稠，有臭味，伴小腹隐痛，腰酸痛，头昏头痛，眠差，月经量多，淋沥不净，常持续 8 ～ 10 日。自服妇科千金片、甲硝唑、阿莫仙等药物，外用妇炎平胶囊、益汝栓等，均无明显好转。精神萎靡，疲乏无力，手足心烧，食欲不振，二便自调。舌暗红，苔白润，脉弦细。妇检诊为宫颈炎，宫颈糜烂（重度），查白带：解脲支原体阳性。

证属湿热蕴于下焦，日久伤及脾肾。拟健脾燥湿，清热解毒，滋肾活血，方选化浊完带汤加味。处方：南沙参 50g，苍术 30g，黄柏 30g，土茯苓 50g，赤芍 30g，小茴香 30g，大蓟 50g，白英 30g，地锦草 30g，白及 30g，续断 30g，甘草 12g。服 3 剂后，患者精神明显好转，食纳增进，头昏减轻，苔转薄白润。前方以白术 30g 易苍术，继续服用近 2 月，白带逐渐正常，诸症悉除。

（沈其霖　整理）

5. 曾某，女，53 岁，1997 年 11 月 13 日就诊。患者因长期潮热、汗出，某医院诊为内分泌失调给予尼尔雌醇口服。服药 1 片后，即出现带下白色涕状物，绵绵不止，遂停服该药。停药后带下量多不减，至今已近 3 月，伴神差，乏力，食欲不振，清晨潮热，出汗，小腹隐痛，大便结燥，数日一行。舌淡暗，苔白少津，脉弦少神。

证属脾肾俱虚，运化失职，封藏失司，而为带下病。治当健脾除湿，补肾活血。方用化浊完带汤加减。处方：南沙参 50g，山药 30g，白术 30g，黄柏 30g，赤芍 30g，大蓟 30g，小茴香 15g，续断 30g，神曲 30g，石斛 30g。1 周后再诊，白带减少，大便通畅，精神好转，饮食增进，舌淡暗，苔薄白，脉缓。上方去石斛、小茴香，加黄精30g，香附15g继服。1997年12月8日来诊，白带已止，以四君子汤加味调理善后。

（李正己　整理）

三十八、消核汤（乳腺小叶增生方）

组成：柴胡 15g，香附 15g，陈皮 12g，橘核 15g，当归 15g，川芎 15g，赤芍 30g，蜂房 12g，僵蚕 15g，黄芩 15g，甘草 6g。

主治：乳腺小叶增生。

方义：本病因肝气郁滞而致血瘀，血瘀又反过来促进气滞，形成恶性循环。故方中以香附、陈皮、橘核、柴胡疏肝理气；当归、川芎、赤芍和血；气滞血瘀已久，胶结难解，故用蜂房、僵蚕虫类之药入络搜邪，化其结滞；郁久伏热，故用黄芩清泻；消散药多，故用甘草守中。此病之形成非一朝一夕之故，治疗亦需时日，并需排除忧郁，避免怒气，方能奏效。

加减：硬结大者，加海藻、莪术；舌上少津者，加天花粉；大便燥结者，加瓜蒌壳、知母；疼痛显著者，倍黄芩，加丝瓜络。

禁忌：孕妇禁服。

方歌

> 消核汤中赤归芎，附陈柴核草蚕蜂。
>
> 黄芩泻热堪为佐，乳叶增生此法崇。

验案

1. 吕某，女，33 岁，1997 年 11 月 3 日就诊。患者双侧乳房包块已 1 年多，包块质硬，轻触即感痛甚，经红外线扫描检查，诊为"乳腺小叶增生"，服多种成药治疗无好转。月经量少，色暗，2 日即净。余无不适。舌暗红，苔白厚，脉弦细。

证属气血瘀滞而成包块。治当活血化瘀，行气导滞。苔厚为夹湿之象，故以消核汤加除湿之品治之。处方：当归 12g，川芎 15g，赤芍 30g，柴胡 15g，香附 15g，陈皮 12g，橘核 30g，蜂房 15g，僵蚕 12g，苍术 15g，黄芩 15g。服 6 剂后复诊，诉包块疼痛明显减轻，服药期间月经来潮，经量较前增多。苔转薄白，为湿邪已除，以消核汤原方继服。守方治疗 2 月余，包块逐渐消失，月经正常。

（谭亚萍　整理）

2. 罗某，女，36 岁，1997 年 11 月 27 日就诊。患者近 2 年来，每于经前半月出现乳房胀痛，有块，经至后块消痛止，现病情逐渐加重，包块不消散，持续疼痛，经前尤甚。曾服天冬素片治疗，未见好转。伴心烦易怒，眠差梦多，舌红，苔薄少津，脉细弦。

证属肝经郁热，气滞血瘀，治当活血化瘀、疏肝理气，兼清肝热。方用消核汤加味。处方：当归 12g，川芎 15g，赤芍 30g，柴胡 15g，香附 15g，橘核 30g，蜂房 15g，僵蚕 12g，黄芩 30g，栀子 12g，知母 30g，丝瓜络 12g。服 2 剂后，疼痛减轻，继服 10 剂，诸症俱除。停药半月后，乳房又有胀痛感，余无不适，取消核汤方，服 3 剂后痛止，无包块。嘱守方服用 2 月，巩固疗效。至今未复发。

（谭亚萍　整理）

3. 丁某，女，29 岁，1998 年 6 月 14 日就诊。患者左侧乳房包块近 1 年，初为洗澡时发现，约 2cm×2cm 大，质软，压痛。包块逐渐增大，胀痛，伴月经失调，或提前 1 周，或推后半月不定，经量多，白带黄，眠差，多梦。经某医院乳腺专科检查，诊为乳腺增生。服消核片 10 余瓶，无明显好转。舌红，苔薄黄少津，脉细。

证属肝失疏泄，气郁血瘀，日久化热伤阴。治以活血化瘀，行气散结，清肝养阴。方用消核汤加味。处方：当归 12g，川芎 15g，赤芍

30g，柴胡 15g，香附 15g，陈皮 12g，橘核 30g，蜂房 15g，僵蚕 12g，黄芩 30g，天冬 30g。1998 年 7 月 9 日二诊：服此方 12 剂后复诊，包块略小，疼痛已除，尚有轻微胀感，睡眠改善，舌淡红，苔薄黄有津，前方去天冬继服。9 月 12 日来诊：包块明显缩小，无不适感，月经周期亦恢复正常（27～30 天）。守方继进。11 月 7 日就诊：乳房内已无包块。白带黄、量多，余无殊。以化浊完带汤继续调治 1 月余即瘥。

（李正荣　整理）

4. 郭某某，女，39 岁，1999 年 6 月 22 日初诊。诉双侧乳房疼痛有块已 3 年余，服多种成药治疗，包块均未消散。现包块质硬，触痛明显，左侧约 3cm×4cm，右侧约 2cm×2cm，推之可移动。伴月经不调，2～3 月一行，量少，质黏稠。胁肋胀满不适，嗳气频频，大便结燥，5～7 日一行。舌红，苔薄白少津，脉细数。

证属肝气不舒，气滞血瘀，肝气犯脾，脾胃升降失常。治以理气活血消结，调理脾胃，方用消核汤加枳实 30g，知母 30g。服 5 剂后，大便润畅，每日一行，胁肋亦无不适，乳房包块疼痛减轻。脾胃已调，当以活血化瘀散结为主。取消核汤原方继进 10 剂，包块缩小，疼痛明显减轻，月经来潮，量中等。守方治疗 3 月余，包块消散，月经每月按时来潮，色、质、量均正常。

（李正荣　整理）

三十九、益气安胎汤（习惯性流产方）

组成：党参 15g，黄芪 30g，甘草 6g，砂仁 10g，桑寄生 30g，续断 50g，杜仲 15g，熟地黄 30g，黄芩 12g，小茴香 12g，白术 15g，黄柏 12g。

主治：习惯性流产。

方义：本病多由中气素虚，冲任不固而致。方中以党参、黄芪、白术、甘草补中，砂仁运脾。中气健运，则气血充旺。中气健则胎有所系，气血旺则胎有所养。桑寄生、续断、杜仲、熟地黄补肝肾之气，养肝肾之阴，黄芩、小茴香、黄柏泻肝肾之火，调肝肾之气，以冲任丽于肝肾也。肝肾宁则冲任固，冲任固则胎得安其所而顺利生长矣。

加减：足肿，加玉米须、车前草；血压高，去甘草，倍黄芩；足挛急，加木瓜、牡蛎。

禁忌：忌过多活动、劳累、房事、辛燥食物。

附注：本方于怀孕 50 日开始服，两日 1 剂，连续服 1～2 月。体虚甚者可服至产前半月始停。

方歌

益气安胎术草芪，参桑续杜地芩施。

茴砂黄柏同煎服，流产频仍用此宜。

验案

1. 杨某，女，32 岁，蓬溪县教师，1972 年 6 月 5 日来诊。述怀孕 4 胎，均于 3 月左右流产，今又怀孕月余，亦恐堕殒，故来求治。察其脉缓，苔白润，舌淡。其体丰腴，面白少神。

巴蜀名医遗珍系列丛书

书益气安胎汤加艾叶与服，两日1剂，连服4月，停药观察，未见异常。孕至7月，下肢浮肿，乃以上方去甘草加大枣、玉米须，服药半月肿消。后足月顺产一男婴。此后两次怀孕亦无流产现象，遵照计划生育，曾引产一次，刮宫一次。

（李正己　整理）

2.杜某，女，30岁，绵阳市工人，1985年3月来诊。述流产3次，自以为无足月生产之望，于是收养一女，今已3岁。现又怀孕两月，希能保胎足月，育一亲生。诊其脉滑，苔白少津，舌质微红。

拟益气安胎汤去砂仁、小茴香，加玉竹、香附。调服5剂，舌脉均转正常，改用益气安胎汤全方，服药1月，停药观察，无异常发现。足月顺产一女婴。

（李正荣　整理）

3.曾某，女，27岁，成都某单位干部，1997年2月就诊。述流产3次，今又怀孕月余，亲人望子若渴，唯恐再如前失，因其亲戚介绍来诊治。察其脉弦，苔白腻，舌淡。

询知心常悒悒不乐，脘部微觉痞满，以婉切之言解其顾虑，予益气安胎汤去熟地黄、黄芪，加苍术、香附调治3剂。自觉胸腹舒适，苔薄白，脉弦缓，乃以益气安胎汤调治5月，后一切正常，足月剖腹产一女婴。该女婴至今身体健壮，且其聪慧，深得家人宠爱。

1999年9月，该患者又介绍其亲戚黄某来治其同类之病，予前方连服3月，如期足月顺产一男婴。

（谭亚萍　整理）

四十、完疝汤（小儿疝气方）

组成：柴胡 6g，白芍 15g，枳实 12g，甘草 6g，黄芪 12g，北五味子 6g，荔枝核 12g，黄芩 10g，萱草根 10g，铁线草 15g。（如无萱草根可用山药 15g 代之；以上为 3～5 岁小儿量）

主治：小儿疝气（腹股沟斜疝）。

方义：本病为中气下陷，小肠等腹腔脏器下坠腹股沟或阴囊而成。以气陷为本，气滞为标。气滞由气陷而成，但气滞又可反过来阻碍气陷之升复。二者互为因果，促进病情发展。故治以益气治本，降气治标。方中黄芪、甘草、柴胡、萱草根益气升提，以治气陷；枳实、荔枝核、黄芩苦辛通降，以治气滞；白芍、五味子酸收敛气，以固既升之脏。如疝气已消，应以补中益气，加酸敛固摄之药善后。

禁忌：剧烈活动，食勿过饱。

附注：冬天治疗效果好，夏天治疗效果较差。

方歌

完疝汤中芍枳甘，柴芪味荔铁芩萱。

小儿疝气频煎服，升降同施补散兼。

验案

1.李某，男，4 岁，绵阳市人。1988 年 2 月与邻儿跑跳、狂笑和戏打半天后，觉右侧腹股沟处有物突起，坠痛。其母急送某医院外科治疗，诊为腹股沟还纳性斜疝，拟行手术。小孩嚎哭跑出医院，其母无奈，遂来治疗。

予完疝汤，嘱煎服 5 剂，并卧床 10 天，该孩因惧手术，悉遵医言。

巴蜀名医遗珍系列丛书

服药 8 天，疝已全无。为了巩固疗效，嘱其再服 6 剂，并谓服药期间只可在家调养，不可外出活动。该孩至今，身体健康，行将毕业于某校高中部。

（李正己　整理）

2.岳某，男，1 岁，住广州。1998 年 1 月 6 日，其母电告该孩产后3 月即出现腹股沟斜疝，当地西医建议待机手术治疗。并言前日在新华书店翻阅《首批国家级名老中医效验秘方精选》内载吾岳治疝经验，因来索方。

岳嘱服完疝汤，并交代注意事项，1 个月后传来谢电，谓该孩疝已痊愈。

（沈其霖　整理）

3.柳某，男，10 月，住绵阳市。出生后 2 月即出现腹股沟斜疝。1999 年 8 月因发烧咳嗽，遂来诊疗。2 剂病愈，其母求治疝。师言，此病冬日治疗效佳，请姑待之。是年 11 月，其母携子来诊，予完疝汤 1月而愈。

（谭亚萍　整理）

四十一、益脾汤（婴幼儿腹泻方）

组成：沙参 10g，山药 12g，五味子 3g，陈皮 5g，丹参 3g，神曲 5g，山楂 5g，麦芽 10g，滑石 10g，甘草 3g。

主治：婴幼儿腹泻久不止者。

方义：本病属脾胃虚弱，消化运化功能失常而致。故方以沙参、山药、甘草补脾胃；三仙助消化；陈皮、丹参调气血，醒脾胃，助运化；滑石利前阴，实后阴，且可保护肠黏膜；五味子益气养阴，虑其久泻气阴两伤而设，且具酸收之性，能助泻下速已。本方以甘酸温药缓补脾胃，复其消化、运化之本能；佐滑石利水，清浊自分，泻下可止。

加减：苔薄少津、舌红者，加天花粉；苔厚多津、舌淡者，加砂仁，甚者加炮干姜。

禁忌：肥甘厚味及生硬食物

方歌

> 益脾汤内用沙参，山药丹参味滑陈。
> 再益三仙同煮服，幼婴久泻服斯宁。

验案

1.罗某，男，6个月，1998年5月6日来诊。其母诉其腹泻40天，服中西药无效，便质清稀；近3天来日泻三四次。诊得指纹淡滞，苔白润，舌淡，面白少神，腹微胀。予益脾汤加炮姜与服，一剂知，四剂已。

（李正己 整理）

2.聂某，男，1岁，绵阳人，1998年10月12日来诊。其祖母代诉，腹泻 2 月，服中西药效差，时轻时重，时停时犯，缠绵难已；近两天来日泻四五次，便质溏薄。诊得指纹淡滞，苔白少津，舌质红，面色淡黄。予益脾汤加乌梅与服，二剂知，五剂已。

（谭亚萍　整理）

附：验方中部分草药简介

1. 六月雪（白马骨）

来源：本品为茜草科植物白马骨的全株。

性味功效：味苦、辛，性凉，归肺、肝、脾经。有疏风、利湿、清热、解毒之功。

药理：有抗炎、抗菌（葡萄球菌）作用。

常用量：15～30g（干品、成人1剂量，以下同）。

2. 绞股蓝

来源：本品为葫芦科植物绞股蓝的根茎或全草。

性味功效：味苦、甘，性寒，归脾、肺经。有健脾益气、化痰止咳、清热解毒之功。

主要成分：含80多种皂苷，其中6种与人参苷相似；还含糖类、黄酮类、维生素C，以及18种氨基酸和23种无机元素等。

药理：有抗疲劳、抗缺氧、抗低温，防止正常细胞癌化，提高荷瘤动物免疫力的功效；对肝癌、肺癌、胃癌等多种癌瘤有抑制作用；对S_{180}肉瘤有杀灭作用；还有明显的降血脂、降血糖作用，以及镇静、催眠、镇痛、抗紧张、增加冠脉流量、抗心肌缺血、抑制血栓形成、保肝、抑制结石生长的作用等。

常用量：15～30g。

3. 问荆（马草、节节草）

来源：本品为木贼科植物问荆的全草。

巴蜀名医遗珍系列丛书

性味功能：味甘、微苦，性平，归肝、心、膀胱经。有疏风散热、明目退翳、止血、利尿之功。

主要成分：含 5-O- 咖啡酰莽草酸、莴苣酸、茉莉酮酸、乌头酸、去氢问荆吡喃酮等。

药理：有保肝、利尿、降血脂、降血压等作用。

常用量：15 ～ 30g。

4. 锦鸡儿（阳雀花根）

来源：本品为豆科植物锦鸡儿的根。

性味功能：味甘、微辛，性平，归肺、脾经。有益气健脾、祛风、活血之功。

主要成分：含胡萝卜甾醇、齐墩果酸、蜡酸、下箴刺桐碱、竹节人参皂苷等。

药理：有降压作用。

常用量：15 ～ 30g。

5. 核桃壳（胡桃壳）

来源：本品为胡桃科植物胡桃的成熟硬壳。

性味功能：味甘、淡、微辛、微涩，性平，归脾、肾经。有补气、固精、活血、止血之功。

常用量：10 ～ 30g。

6. 女贞叶

来源：本品为木樨科植物女贞的叶。

性味功能：味苦、微甘，性寒，归肝、心经。有祛风明目、清热解毒、消肿止痛之功。

主要成分：含橄榄苦苷、木樨臭蚁醛苷、甘露醇、熊果酸、齐墩果酸、丁香苷等。

药理：增加冠脉流量，改善心肌缺血，对某些致病性菌和腺病毒有抑制作用。

常用量：15～30g。

7. 南瓜根

来源：本品为葫芦科植物南瓜的根。

性味功能：味甘、微辛，性凉，归肺、肾经。清热泻火，养阴活络。

常用量：10～20g。

8. 辰砂草（瓜子金）

来源：本品为远志科植物瓜子金的全草或根。

性味功能：味辛、苦，性微温，归肺、心经。有化痰、宁神、解毒、消痈之功。

药理：对中枢神经系统有抑制作用。

常用量：10～15g。

9. 排风藤（白英）

来源：本品为茄科植物白英的全草或根。

性味功能：味苦，性微寒，有小毒，归肝、胆经。有清热、利湿、解毒之功。

主要成分：全草含 β - 羟基甾体生物碱苷等。

药理：有抗肿瘤（甾体皂苷 SL-c 和 SL-d 对人宫颈癌 JTC-26 细胞有明显抑制作用）和抗菌（金黄色葡萄球菌、痢疾杆菌、绿脓杆菌、伤寒杆菌等）的功效。

常用量：10 ～ 20g。孕妇慎用。

10. 爵床

来源：本品为爵床科植物爵床的全草。

性味功能：味微苦，性寒。有清热解毒、利尿消肿之功。

主要成分：含爵床脂定 A、C、D、E，山荷叶素等。

药理：有抗菌（金黄色葡萄球菌、炭疽杆菌、白喉杆菌、痢疾杆菌、大肠杆菌、伤寒杆菌、绿脓杆菌和乙型链球菌等）、抗心律失常的作用。

常用量：10 ～ 15g。

11. 天名精（肥猪苗）

来源：本品为菊科植物天名精的根及茎叶。

性味功能：味辛，性微寒，有小毒，归肝、肺经。有清热解毒、祛痰、止血之功。

主要成分：含天名精内酯、天名精内酯酮、大叶土木香内酯、天名精内脂醇、腋生豚草素、异腋生豚草素、特勒内酯等。

药理：有抗菌（包括金黄色葡萄球菌、福氏痢疾杆菌、伤寒杆菌、大肠杆菌等）作用。

常用量：10 ～ 15g。孕妇慎用。

12. 蛇莓（三匹风、蛇泡草）

来源：本品为蔷薇科植物蛇莓的全草。

性味功能：味微苦、辛，性凉，有小毒，归肺、肝经。有清热解毒、活血消痈之功。

主要成分：含富马酸、富马酸甲酯、胡萝卜苷、短叶苏木酚、β - 谷甾醇等。种子油的主要脂肪酸为亚油酸，非皂化物质羟、醇和甾醇。

药理：有抗菌（金黄色葡萄球菌、脑膜炎双球菌、痢疾杆菌、伤寒杆菌、白喉杆菌）、兴奋子宫、抗艾氏腹水瘤、肉瘤等作用。

常用量：9 ～ 10g。孕妇忌用。

13. 崩大碗（马蹄草）

来源：本品为伞科植物积雪草的全草。

性味功能：味苦、辛，性凉，归脾、肺、肾经。有清热利湿、消肿解毒、活血止痛之功。

主要成分：含积雪草苷、异参枯尼苷、羟基积雪草苷、玻热米苷等。

药理：有抗溃疡、抗抑郁、增强记忆、降压、抗菌（金黄色葡萄球菌、绿脓杆菌、变形杆菌）、促进伤口愈合与抗癌作用。

常用量：15 ～ 20g。

14. 夜关门

来源：本品为豆科植物截叶铁扫帚的全草。

巴蜀名医遗珍系列丛书

性味功能：味甘、微苦、涩，性平，归肺、肝、肾经。具有止咳平喘、涩精止遗、健脾消食、清肝明目、解毒消肿之功。

主要成分：根含大豆皂醇，种子含槲皮素、山柰酚、牡荆素、荭草素、异牡荆素、异荭草素、菜油甾醇及琥珀酸等，全草含松醇、截叶铁扫帚酸钾、异截叶铁扫帚酸钾等。

药理：有抗菌（金黄色葡萄球菌、肺炎球菌、甲型链球菌、卡他球菌）、止咳、兴奋子宫、平喘等作用。

常用量：10～15g。孕妇忌用。

15. 雀不站

来源：本品为五加科植物楤本，以根皮和茎皮入药。

性味功能：味甘、微苦，性平，归心、肝、脾经。有祛风除湿、利尿消肿、活血止痛之功。

主要成分：含楤木皂苷A、B、C，鞣质，胆碱和挥发油等。

药理：有镇痛、消炎和抑制胃溃疡形成的作用。

常用量：10～15g。

16. 马兰（鱼鳅串）

来源：本品为菊科植物马兰的全草及根。

性味功能：味辛、苦，性凉，归肝、胃、大肠经。有凉血止血、清热利湿、解毒消肿之功。

主要成分：含挥发油，油中含乙酸龙脑酯、甲酸龙脑酸、酚类、倍半萜烯、倍半萜醇、二戊烯及辛酸等。

药理：有抗惊厥、镇咳及镇痛作用。

常用量：9 ～ 12g。

17. 猪殃殃

来源：本品为茜草科植物猪殃殃的全草。

性味功能：味甘、微辛，性凉，归脾、肺经。有清热利尿、消肿解毒、散瘀止痛之功。

主要成分：含生物碱、环烯醚萜类、黄酮类、有机酸、琥珀酸、乳酸钠、大麦芽胺、加利果酸、木樨草素、甘露醇、肌醇、蜡醇、谷甾醇等。

药理：有抗肿瘤、抗菌（金黄色葡萄球菌、大肠杆菌、志贺痢疾杆菌），以及对家兔的降血压作用。

常用量：9 ～ 12g。孕妇慎用。

18. 左转藤（海金沙藤）

来源：本品为海金沙科植物海金沙的全草。

性味功能：味甘，性寒，归三焦、膀胱经。有清热解毒、利尿通淋之功。

主要成分：藤含氨基酸、糖类、黄酮类、酚类，叶中含黄酮类。

常用量：10 ～ 15g。

19. 地锦草

来源：本品为大戟科植物地锦草和斑地锦的全草。

性味功能：味苦、辛，性平，归肝、大肠经。有清热解毒、活血止血与利湿之功。

巴蜀名医遗珍系列丛书

主要成分：含棕榈酸、没食子酸、没食子酸甲酯、内消旋肌醇等。

药理：有抗菌（金黄色葡萄球菌、各种痢疾杆菌、伤寒杆菌、大肠杆菌、变形杆菌）、抗寄生虫、解毒、抗氧化以及止血作用。

常用量：10～20g。

20. 鸡眼草

来源：本品为豆科植物鸡眼草的全草。

性味功能：味苦、微辛，性凉，归脾、胃经。有清热解暑、利湿之功。

主要成分：含芹菜素、槲皮素、染料木素、异荭草素、异牡荆素、山奈酚、槲皮素、胡萝卜苷等。

药理：对弗氏、舒氏、志贺痢疾杆菌有抗菌作用，5%鸡眼草煎剂对金黄色葡萄球菌有抑制作用。

常用量：12～20g。

21. 海蚌含珠（六合草、铁苋菜）

来源：本品为大戟科植物铁苋菜的全草及根。

性味功能：味苦、微辛，性凉，归肝、脾、大肠、膀胱经。有清热利湿、散瘀止血之功。

主要成分：含没食子酸、铁苋菜碱、原儿茶酸、咖啡酸、芸香苷、异槲皮苷、铁苋菜素、胡萝卜苷、果糖、蔗糖、棉子糖等。

药理：有止血、抗菌（痢疾杆菌、伤寒杆菌、绿脓杆菌、金黄色葡萄球菌、肺炎球菌、卡他双球菌等）、平喘的作用。

常用量：10～15g。

22. 水蓼（辣蓼、辣子草）

来源：为蓼科植物水蓼或锦毛酸模叶蓼等的全草。

性味功能：味辛，性温，有小毒，归脾、胃、大肠经。有行气化湿、散瘀止血、祛风止痒之功。

主要成分：含槲皮素、多胡椒酸、酰基葡萄糖基甾醇、香草酸、丁香酸、维生素 C、水蓼素及挥发油成分。

药理：有抗炎，抗痢疾杆菌、真菌，抗氧化，抗癌，止血，镇痛的作用。

常用量：9 ～ 12g。

23. 泽漆（五朵云）

来源：本品为大戟科植物泽漆的全草。

性味功能：味辛、苦，性微寒，有毒，归肺、大肠、小肠经。有行水退肿、消痰散结、解毒止痒之功。

药理：有镇咳、祛痰和抗癌（对淋巴肉瘤、肝癌、肺癌有一定疗效）的作用；有抑制结核杆菌生长的作用。

主要成分：含泽漆双环氧萜 A ～ E、大戟苷 A ～ K、泽漆萜 A ～ E、泽漆醇等。

常用量：10 ～ 15g。孕妇忌用。

24. 葎草（拉拉藤）

来源：本品为桑科植物葎草的全草。

性味功能：味甘、苦，性寒，归肺、肾、三焦经。有清热利湿、解毒散瘀之功。

主要成分：含木樨草素、葡萄糖苷、胆碱、天门冬酰胺、挥发油、鞣质、树脂等。

药理：有抗菌作用，对金黄色葡萄球菌、粪链球菌、肺炎链球菌、白喉杆菌、炭疽杆菌、枯草杆菌和蜡样芽孢杆菌均有明显的抑制作用。

常用量：10～15g。孕妇忌用。

25. 翻白草（鸡爪爪）

来源：本品为蔷薇科植物翻白草的全草。

性味功能：味甘、苦，性平。有清热解毒、凉血止血和消肿之功。

主要成分：含延胡素酸、没食子酸、槲皮素、原儿茶酸、柚皮素、山奈酚、间苯二酸等。

药理：有抗菌（福氏、志贺痢疾杆菌）作用。

常用量：10～15g。

26. 马蹄金

来源：本品为旋花科植物马蹄金的全草。

性味功能：味苦、辛，性凉，归肺、肝、肾经。有清热解毒、利湿通淋之功。

药理：有利尿、抗菌（对白喉杆菌有较强的抑制作用，对金黄色葡萄球菌、溶血性链球菌、枯草杆菌及大肠杆菌有一定抗菌作用）作用。

常用量：9～12g。

27. 玉米须

来源：本品为禾本科植物蜀黍的花柱和柱头。

性味功能：味甘、淡，性平，归肝、胆、膀胱经。有利水通淋、利胆退黄、通乳和止血之功。

主要成分：含脂肪油、挥发油、树胶样物质、树脂、苦味糖苷、皂苷、维生素C和维生素K、谷甾醇、草酸、苹果酸、肌醇和泛酸等。

药理：有利尿及排尿路结石、降血压、降血糖、止血利胆、抗肿瘤作用。

常用量：10～20g。

28. 牛马藤（老鸦藤）

来源：本品为豆科植物常绿油麻藤的根及茎叶。

性味功能：味微苦，性温。有行血补血、通经活络之功。

主要成分：含飞燕草素、矮牵牛素、锦葵花素等。种子含左旋多巴。

药理：可增高脑组织中多巴胺水平。故临床用于治疗帕金森病，能使症状缓解；对锰、钴中毒所引起的类似症状亦有效；对急性肝功能衰竭所致的昏迷有一定疗效。

常用量：15～20g。

29. 鬼针草

来源：本品为菊科植物鬼针草、金盏银盘或婆婆针的全草。

性味功能：味苦，性平，归心、肝经。有清热解毒、活血散瘀、消肿止痛之功。

主要成分：含金丝桃苷、奥卡宁、海生菊苷、天冬氨酸、苏氨酸等15种氨基酸，聚乙炔类化合物XLV等。

巴蜀名医遗珍系列丛书

药理：有抗炎、抑菌（革兰阳性菌、葡萄球菌）和抗溃疡的作用。

常用量：10～15g。

30. 丝瓜藤

来源：本品为葫芦科植物丝瓜的茎或根。

性味功能：味苦，性凉，归心、肺、脾、肾经。有舒筋活血、化痰止咳、健脾杀虫之功。

主要成分：含齐墩果酸、常春藤皂苷元、棕榈酸、葫芦素 B、蛋白质、B 族维生素和维生素 C 等。

药理：有止咳祛痰、保肝、抗肿瘤、抗菌（肺炎双球菌、甲型链球菌）等作用。

常用量：15～20g。

31. 鼠曲草（清明草）

来源：本品为菊科植物鼠曲草的全草。

性味功能：味甘，性平，归肺、脾、胃经。有祛风散寒、化痰止咳、利湿解毒之功。

主要成分：含挥发油、植物甾醇、木樨草素、芹菜素、槲皮素、鼠曲草素等。

药理：有止咳、化痰、平喘、降血压的作用。

常用量：10～15g。

32. 土荆芥

来源：本品为藜科植物土荆芥带果序的全草。

性味功能：味辛、苦，性温，有毒，归肺、肝经。有杀虫止痒、祛风除湿之功。

主要成分：含挥发油（油中含土荆芥酮等近 50 种成分）、槲皮素、藜属苷 B 等。

药理：有驱肠虫、抗疟原虫、抗菌（结核杆菌、真菌）的作用。

常用量：15 ～ 30g。均指外用，切勿内服。用本品为主或单用煎汤熏、泡治疗手足癣，每获良效。

33. 鸭跖草

来源：本品为鸭跖草科植物鸭跖草的全草。

性味功能：味甘、淡，性寒，归肺、胃、小肠经。有清热解毒、利水消肿之功。

主要成分：含左旋黑麦草内酯、无羁萜、谷甾醇等。

药理：有抗菌（葡萄球菌、溶血性链球菌、大肠杆菌）、抗内毒素、抗炎、镇痛和止咳作用。

常用量：10 ～ 15g。

34. 葶菜（干油菜）

来源：本品为十字花科植物葶菜或无瓣葶菜的全草。

性味功能：味辛、微甘，性凉，归肺、肝经。有解表清热、祛痰止咳、利湿解毒之功。

主要成分：含葶菜素、葶菜酰胺等。

药理：有祛痰、平喘、抗菌（肺炎链球菌、金黄色葡萄球菌、绿脓杆菌、大肠杆菌等）作用。

常用量：9 ～ 12g。

35. 萱草根（黄花根）

来源：本品为百合科植物萱草、黄花萱草或小萱草的根。

性味功能：味苦，性凉，有毒，归心、三焦经。有清热利尿、凉血止血、解毒消肿之功。

主要成分：含生物碱等。

药理：有抗菌（结核杆菌）、利尿的作用。

常用量：10 ～ 15g；宜久煮。孕妇忌用。

36. 铁线草

来源：本品为本科植物狗牙根的全草。

性味功能：味甘、微苦，性平。有祛风利湿、止血生肌之功。

主要成分：含粗蛋白质、粗纤维、木质素、钙、磷、镁等。

药理：其提取物能提高吞噬细胞对细菌的吞噬指数。

常用量：10 ～ 15g。